CONSIDÉRATIONS MÉDICALES

SUR

LES EAUX SULFURO-BITUMINEUSES

à bases de chaux & de magnésie

D'EUZET-LES-BAINS

(GARD).

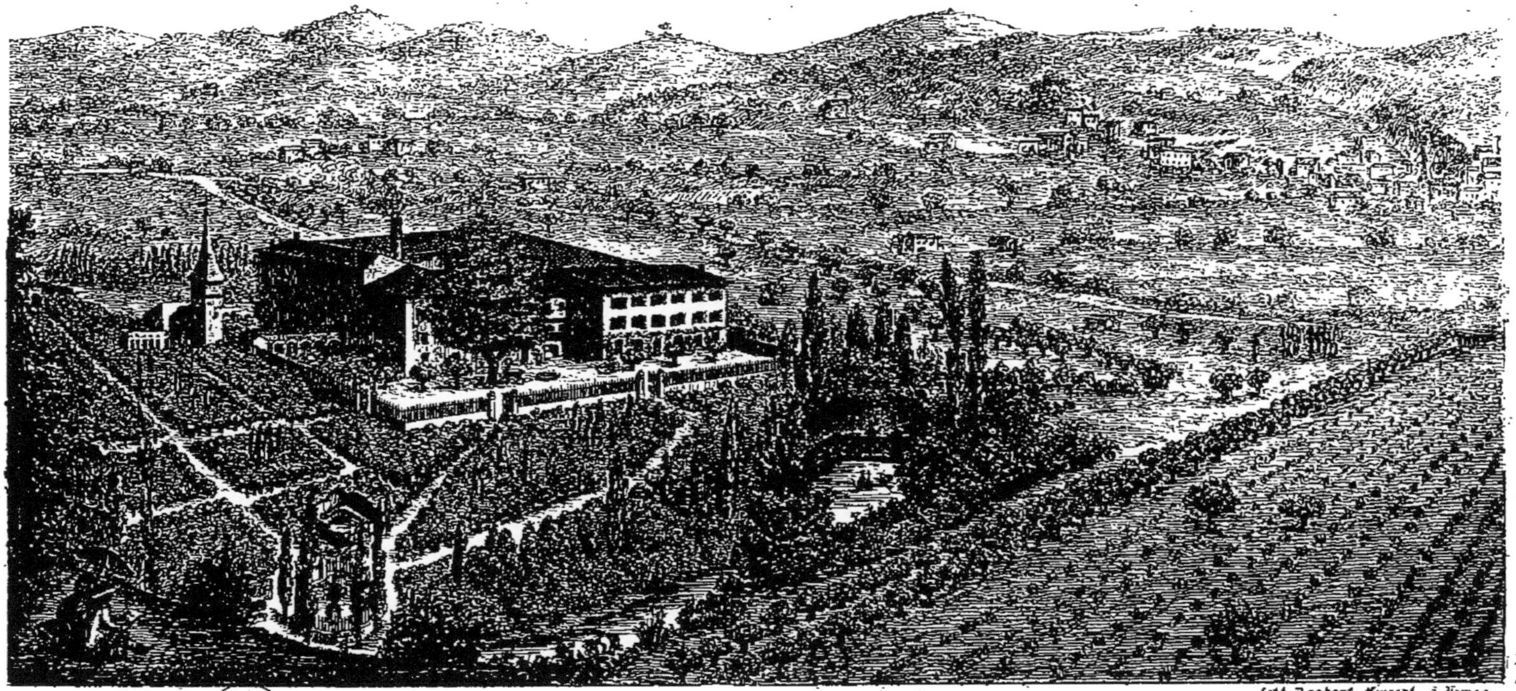

Des. par Alègre

Lith. Dechert-Mauraxt à Nîmes

EUZET-LES-BAINS
Vue prise du Mont-des-Eaux

CONSIDÉRATIONS MÉDICALES

SUR

LES EAUX SULFURO-BITUMINEUSES

à bases de chaux & de magnésie

D'EUZET-LES-BAINS

(GARD)

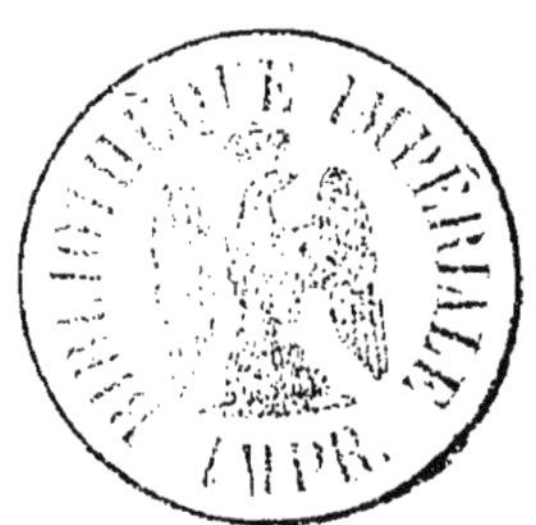

PAR LE Dr V. AUPHAN,

Médecin-Inspecteur.

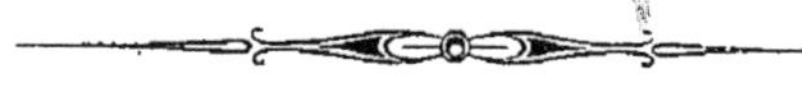

PARIS,

J. B. BAILLIÈRE ET FILS,

Libraires de l'Académie impériale de Médecine,

Rue Hautefeuille, 19.

LONDRES, H. BAILLIÈRE, 219, Regent-Street.

NEW-YORK, H. BAILLIÈRE, 290, Broadway.

MADRID, C. BAILLY-BAILLIÈRE, calle del Principe, nº 11.

1858

Imprimerie de J. Martin, à Alais.

Les sources d'Euzet étaient, il y a près d'un siècle, une des stations minérales les plus importantes. Par leurs propriétés curatives, elles avaient attiré l'attention de plusieurs savants médecins de cette époque, et si l'on en croit un rapport d'experts dressé en 1746, par les sieurs Durand et Deidier, médecins*, tous les ans, plus de cinq cents malades venaient y chercher la santé. Plus tard, leur réputation se perdit peu à peu, par suite de l'incurie des propriétaires, et, jusqu'en 1852, le nombre des baigneurs,

* Histoire du procès entre le sieur de Julien, propriétaire des sources d'Yeuzet, et le sieur de Montolieu, propriétaire de la Fontaine de Saint-Jean-de-Ceyrargues (pages 7 et 8).

loin de suivre une marche ascendante, diminua d'une année à l'autre.

En 1851, M. Octavien Troupel fit l'acquisition des sources minérales, et, dès l'année suivante, on voyait s'élever sur l'emplacement de l'ancien établissement une construction élégante et présentant, sous le rapport du confort et de l'agrément, tout ce qu'on est en droit d'exiger aujourd'hui. Depuis lors, nous constatons chaque année un accroissement notable dans le nombre des malades.

L'importance nouvelle que semblent devoir prendre les eaux d'Euzet, me faisait un devoir d'en faire connaître les propriétés thérapeutiques et d'en définir les indications précises.

Dans l'accomplissement de la tâche que je me suis imposée, j'ai cherché surtout à être clair et précis, je n'ai rien exagéré, rien atténué, j'ai dit ce que je pensais, ce que je croyais, rien de plus.

CHAPITRE I.

GÉOLOGIE, TOPOGRAPHIE ET CLIMATOLOGIE.

Une vaste plaine, qui paraît avoir été autrefois le lit d'un ancien lac, s'étend du nord au midi de la petite ville de Barjac aux villages de Saint-Hippolyte-de-Caton et de Saint-Jean-de-Ceyrargues, et du levant au couchant des montagnes de Bouquet jusqu'à celles de Rousson. Ce plateau a une longueur d'environ trente-deux kilomètres sur une largeur qui est en moyenne de douze kilomètres, et se trouve composé de calcaires marneux imprégnés de bitume. Cette pénétration du calcaire par la poix minérale a dû avoir lieu par de larges fissures ou crevasses qui, à un moment de bouleversement du globe, se sont faites dans les couches de terrains inférieurs.

Les affleurements du bitume se trouvent sur le revers occidental d'une série de petites collines allongées, appartenant aussi au terrain lacustre, et

» dont la direction correspond d'une manière satis-
» faisante au système des *Alpes occidentales* de M. Élie
» de Baumont, qui a mis fin à la période tertiaire
» moyenne. (1) »

Cette série de collines s'étend du centre du plateau jusqu'à la partie la plus méridionale, c'est-à-dire jusqu'au village de Saint-Hippolyte-de-Caton.

Les montagnes environnantes appartiennent au terrain néocomien, et c'est sur une couche de terrain crétacé inférieur que repose le schiste marneux qui forme la plaine lacustre dont nous parlons.

Les sources minérales qui naissent sur ce plateau ont été divisées par MM. Roch et Despeyroux en deux groupes principaux : le groupe septentrional ou des Fumades, le groupe méridional ou d'Euzet (2).

« Les eaux minérales des Fumades coulent dans
» le terrain marno-argileux noirâtre qui renferme des
» lignites au-dessus des calcaires asphaltiques ; elles
» sont bitumino-sulfureuses et dégagent une forte pro-
» portion d'hydrogène sulfuré. . . . .
» . . . . Les éléments dominants de ces eaux
» sont l'acide sulfhydrique, les sels calcaires et le
» bitume. . . . . (3) »

« Les sources d'Hyeuzet sont connues et éprou-

(1) Voyez *Annales des Mines*, année 1853, des gisements d'asphalte aux environs d'Alais, par M. Parran, page 341.

(2) *Études chimiques et médicales sur les eaux minérales bitumino-sulfureuses de l'arrondissement d'Alais*, par L. Roch, p. 1.

(3) *Annales des Mines*, année 1853, page 343.

» vées depuis longtemps. De Gensane a consigné » dans son histoire du Languedoc leurs propriétés » balsamiques et leur application au traitement des » affections pulmonaires. Les principes dominants » sont ici le bitume qui leur communique un goût » de goudron prononcé et les sels magnésiens qui » les rendent purgatives. . . . . . .

» Toutes ces sources sont belles, jaillissantes, et » traversent avant d'arriver au jour des couches situées » à une grande profondeur, comme l'indiquent l'abon» dance et la variété de leurs principes minéraux. (1) »

Les sources d'Euzet qui font l'objet de ce travail, sourdent au nombre de quatre dans les communes d'Euzet et de Saint-Jean-de-Ceyrargues. L'établissement thermal se trouve dans un bas-fonds au pied d'une colline et à deux kilomètres du village d'Euzet.

Les environs sont peu cultivés, aussi le pays présente-t-il un aspect aride et desséché. On y voit beaucoup d'endroits incultes et rocailleux où croissent en abondance le buis, la sauge, le genévrier et autres plantes aromatiques. « Il y a beaucoup de garrigues, » dit de Gensane, quelques bas-fonds bien cultivés » et couverts d'oliviers et de mûriers, le surplus des » coteaux est en vignobles. Les terres y sont toutes » d'une nature calcaire (2). »

(1) Ouvrage cité, page 344.

(2) De Gensane, *Histoire naturelle du Languedoc*, tome 1er, page 203.

Depuis que Gensane écrivait ces lignes, l'aspect général du pays ne s'est pas sensiblement modifié. L'établissement seul est entouré de larges allées sablées, bordées de platanes, d'acacias, de marronniers, etc..... Une petite rivière, dont les eaux trop peu abondantes sont retenues par des barrages, entretient la fraîcheur et la végétation autour de l'hôtel des bains.

La montagne placée en face de la terrasse des bains est nouvellement complantée d'arbres et sillonnée d'allées dont les pentes ont été convenablement ménagées. En un mot, cette masse de verdure qui entoure l'établissement fait un contraste très agréable avec le reste de la campagne si inculte et dont le sol grisâtre et sec ne saurait être caché par les quelques mûriers jaunâtres et rabougris qu'on aperçoit çà et là.

Le gibier est assez abondant dans les bois et les garrigues des environs; aussi Euzet se trouve-t-il dans le mois de septembre, le rendez-vous de quelques chasseurs qui, sous le prétexte d'aller prendre les eaux, se livrent pendant quelques jours à leur passion favorite.

L'établissement nouvellement construit peut contenir aujourd'hui plus de cent malades. Il ne laisse rien à désirer sous le rapport du confortable, tant pour le logement que pour la nourriture, et tout y est combiné de façon à pouvoir satisfaire à toutes les exigences. Trente-deux baignoires, toutes sortes de douches et d'étuves permettent d'administrer les eaux de toutes manières.

Un établissement spécial d'hydrothérapie minérale, pourvu de tous les appareils nécessaires, fonctionnera cette année pour la première fois; la température de la source qui desservira cet établissement est de 13° centigrades, et pourra même être portée à 3° ou 4° au moyen de la glace recueillie à cet effet dans une vaste glacière établie dans le voisinage.

On le voit, rien n'a été négligé pour rendre le séjour d'Euzet aussi agréable que possible; le pays a pour ainsi dire été transformé, et l'établissement minéral peut aujourd'hui reprendre la place qu'il occupait autrefois, place qui lui est bien légitimement due à cause des propriétés spéciales dont jouissent ses eaux.

Plusieurs savants médecins du siècle dernier connaissaient quelques-uns des effets médicaux de l'eau minérale d'Euzet, et nous ont transmis à ce sujet quelques fragments précieux à plus d'un titre. Nous y reviendrons dans le courant de ce travail; qu'il nous suffise de dire maintenant que depuis longtemps on employait ces eaux pour les maladies de la poitrine et pour les affections de l'estomac et des intestins.

Nous terminerons tous ces préliminaires par quelques mots sur la topographie d'Euzet et sur le climat du pays.

Euzet se trouve sur le deuxième degré de longitude et un peu au-dessus du quarante-quatrième degré de latitude; son élévation au-dessus du niveau de la mer est de 132 mètres 75 centimètres.

La question de la température ambiante est très importante lorsqu'il s'agit d'administrer de l'eau minérale. Il semble que plus le mercure s'élève dans le tube thermométrique, plus l'eau minérale est active; nous avons pu nous convaincre souvent de la vérité de cette remarque. A Euzet les conditions climatériques sont excellentes, soit pour une cure minérale, soit encore pour un traitement hydrothérapique. En effet, pendant les quatre mois de la saison des bains, juin, juillet, août et une partie de septembre, la chaleur est soutenue, et pour ainsi dire sans aucune alternative d'orages ou de pluie, l'éclat du ciel est rarement terni par des nuages, un vent frais et modéré tempère pendant la journée l'ardeur d'un soleil trop brûlant, ne se calme que vers le soir pour recommencer le lendemain vers les dix heures du matin : « Ce vent » ne souffle qu'en été, et jamais de nuit; c'est celui » que l'on appelle *garbin* ou encore *vent du soleil* : » c'est le seul vent constant et régulier de notre zone » tempérée. Il commence vers le sud-est, et parcourt » les points de l'horizon jusqu'au nord-ouest où il » s'arrête (1). »

Les nuits sont chaudes et sèches, la rosée étant très rare à cette époque de l'année. La dernière moitié de septembre est en général orageuse, et dans tous les cas les soirées et les nuits sont très fraîches et très humides. Dans nos climats, le mois d'octobre est le plus beau de l'année; la température un moment

(1) *Recueil de mémoires et observations de physique, météorologie*, etc., par le baron D'HOMBRES-FIRMAS, tome II, pages 298 et suivantes.

abaissée, redevient assez élevée; les arbres et les plantes rafraîchis par les pluies de septembre, semblent renaître sous l'influence régénératrice d'un beau soleil. Aussi regrettons-nous que, par suite d'une habitude prise depuis longtemps, l'établissement se ferme dès la fin de septembre et que les malades ne mettent pas à profit les quelques beaux jours qui les séparent encore de l'hiver.

Les maladies endémiques que l'on rencontre le plus fréquemment à Euzet ou dans les environs, sont toutes les manifestations de la scrofule et les diverses formes du rhumatisme. Des conditions hygiéniques défavorables et non pas des conditions climatériques particulières favorisent dans nos campagnes le développement de ces deux affections. En effet, nos paysans se nourrissent surtout de substances farineuses, habitent presque toujours des lieux bas et humides, travaillent en plein champ exposés à toutes les intempéries des saisons. On comprend que des causes pareilles, agissant sans relâche sur une suite de générations, puissent produire les effets que nous signalons ici. Le goître et le crétinisme sont complètement inconnus dans le pays.

Les maladies chroniques de la poitrine, de l'estomac et des viscères abdominaux très communes dans les pays environnants, sont au contraire très rares dans le voisinage des sources, chez les personnes qui peuvent faire un fréquent usage des eaux.

Les maladies aiguës que l'on remarque dans le pays ne présentent qu'un intérêt secondaire au point de vue qui nous occupe ; aussi les passerons-nous sous silence, nous contentant de dire qu'elles revêtent presque toutes, soit la forme catarrhale ou muqueuse, soit, mais plus rarement, la forme bilieuse ou la forme inflammatoire.

CHAPITRE II.

—

SOURCES MINÉRALES.

—

§ I. *Leur nombre et leur situation.*

Trois sources minérales desservent actuellement les thermes d'Euzet, l'une appelée la Marquise, située dans l'intérieur de l'établissement, fournit l'eau des bains. Un vaste réservoir, au fond duquel se trouve le griffon de la source, permet d'accumuler l'eau qui s'échapperait en pure perte pendant la nuit. La Comtesse ou Piscine sourd de terre à environ 100 mètres de la Marquise. L'eau de cette source est reçue dans une piscine carrée de 10 mètres de côté, chauffée seulement par les rayons solaires. Pendant toute la saison des bains, cette piscine a une température moyenne de 24° centigrades. La troisième source appelée **Lavalette**, située au sud des deux autres à 150 mètres de l'hôtel des bains, sourd d'une roche calcaire en contre-bas du sol d'environ 80 centimètres. Elle est surmontée d'un cylindre en fonte de 60 centimètres de diamètre sur 1 mètre d'élévation, autour duquel six robinets placés à 50 centimètres du sol livrent passage à l'eau minérale. Des saules et des peupliers, plantés autour d'un rond-point asphalté, protégent les buveurs contre l'ardeur du soleil. Une large allée sablée et bordée de marronniers conduit de l'établissement à la buvette.

En s'avançant toujours vers le sud, on rencontre dans la commune de Saint-Jean-de-Ceyrargues, à un kilomètre des trois sources que nous venons de décrire, une autre source minérale qui sourd dans un bas-fonds, à côté d'une construction assez irrégulière, dans laquelle on a placé quatre cabinets de bains. Des robinets disposés dans la salle d'entrée permettent aussi d'administrer en boisson l'eau de cette quatrième source. Quoique l'exploitation en ait été régulièrement autorisée, aucune analyse n'a été publiée, et ce n'est que par l'analogie de ses propriétés physiques et médicales avec les sources d'Euzet que nous concluons à une similitude de composition chimique.

§ II. *Propriétés physiques des sources.*

Les sources d'Euzet sont limpides et d'une transparence remarquable; l'eau à sa sortie de terre laisse échapper de temps en temps quelques grosses bulles de gaz que nous avons reconnu être de l'acide carbonique. Ce phénomène est surtout remarquable pour la source Lavalette où le bouillonnement est considérable. Si l'on recueille dans un verre de l'eau puisée à cette dernière source ou à la Comtesse, on voit au bout d'un moment de petites bulles gazeuses se former dans le liquide, puis s'échapper dans l'atmosphère ou venir adhérer aux parois du vase; en agitant l'eau contenue dans le verre, ce fait se produit plus vite et devient plus apparent. Après avoir séjourné quelque temps dans leurs réservoirs, les quatre sources d'Euzet et de Saint-Jean-de-Ceyrargues laissent déposer, par filaments plus ou moins longs, une substance blanchâtre, floconneuse et comme glaireuse. Une substance analogue se remarque aussi dans les canaux de fuite creusés dans la terre. Elle m'a paru appartenir au règne végétal et n'être autre chose que la plante décrite sous le nom de sulfuraire. En effet, elle se présente sous forme de filaments blanchâtres et soyeux d'une résistance excessivement faible, et existe surtout là où le cours de l'eau a été ralenti par quelque obstacle mécanique. Il se forme aussi des dépôts de sels d'un blanc mat dans les tuyaux de conduite, chaudières, réservoirs, etc..... Les eaux d'Euzet exercent sur la chaux une action dissolvante remarquable, aussi les constructions qui environnent les sources sont-elles de peu de durée, et doivent être renouvelées presque toutes les années. Dans certains endroits où l'eau est stagnante, on remarque quelquefois à la surface du liquide une teinte irisée que l'on doit attribuer au bitume minéral qui se sépare de l'eau et surnage ; le goût bitumineux de cette matière irisée et onctueuse ne peut laisser le moindre doute.

Odeur. — En s'approchant des sources, on perçoit à une certaine distance une odeur d'œufs couvés prononcée, qui est beaucoup plus sensible pour la source de Saint-Jean-de-Ceyrargues. Malgré la prédominance de cette odeur, on découvre sans peine que l'eau dégage encore une odeur de bitume manifeste, lorsqu'on se place aussi près que possible des sources minérales.

Saveur. — L'eau d'Euzet, prise en boisson, a d'abord une saveur hépatique désagréable, mais assez fugace, et qui est vite remplacée par un goût d'asphalte persistant pendant un temps assez long, malgré la fraîcheur remarquable de l'eau. Cette saveur bitumineuse a été notée par tous les auteurs du dernier siècle qui se sont occupés des eaux d'Euzet et de Saint-Jean-de-Ceyrargues.

Pesanteur spécifique. — Leur densité a été déterminée au moyen de l'aréomètre de Baumé et n'a varié pour aucune source ; toutes ont donné invariablement 1°.

Impression sur la peau. — Le corps plongé dans l'eau d'Euzet, la température de l'eau dépassant *l'indifférente*, n'éprouve au début d'autre impression que celle qu'il éprouverait de son immersion dans un bain ordinaire. Mais au bout d'un certain temps, il semble que l'eau minérale devient plus onctueuse, et l'on éprouve en frottant légèrement le pouce contre la pulpe des autres doigts, la même sensation que celle que l'on ressent lorsque la main est enduite d'une substance mucilagineuse ou savonneuse. A quoi attribuer un pareil phénomène? Seraient-ce les matières azotées s'exhalant du corps qui, transformant en sulfures les sulfates de l'eau minérale, occasionneraient cette sensation? ou bien les matières grasses sécrétées par les glandes sébacées de la peau, mises en présence de sels alcalins, formeraient-elles un véritable savon? (1) A d'autres plus experts le soin de le déterminer.

Après une immersion assez prolongée dans l'eau minérale et au sortir du bain, on remarque des dépôts blanchâtres assez abondants qui se sont formés dans les interstices linéaires de la peau, surtout à la face palmaire de la main.

(1) Ce qui tendrait à établir la vérité de cette assertion, c'est que, lorsqu'on lave avec de l'eau minérale chaude un vase ayant contenu des substances grasses, on remarque que les particules graisseuses sont parfaitement dissoutes par l'eau.

Température. — Les eaux d'Euzet sont toutes froides; leur température est à peu près invariable, à quelque saison qu'on les examine au griffon de la source.

La Comtesse ou Piscine, examinée à plusieurs époques de l'année, a fourni une température constante de 13° centigrades.

La source Lavalette a mesuré à diverses époques et successivement 13°, 13° 1/10, 13° 2/10 centigrades.

La source des Bains et celle de Saint-Jean-de-Ceyrargues sont les seules qui subissent des variations de température assez considérables : ainsi, pour la source des Bains, nous avons eu en juillet et août 1856 une température de 16 à 18° centigrades; en décembre le thermomètre, plongé dans le réservoir de la source, n'a marqué que 9°. Pour Saint-Jean-de-Ceyrargues, la température à peu près constante était, en juillet et août 1856, de 18 à 19°, et en décembre de la même année de 8° centigrades. Ces expériences ont été répétées en 1857 et nous ont fourni des résultats analogues, c'est-à-dire que la température des sources a été plus ou moins élevée, suivant la saison où nous les avons examinées.

Les sources de la Marquise et de Saint-Jean-de-Ceyrargues subissent donc l'influence des variations de température de l'atmosphère. La raison de ce fait, c'est que les eaux étant recueillies dans des réservoirs, y séjournent assez longtemps pour prendre la température de l'air ambiant. Il est impossible de s'assurer de la température native de ces sources sans faire vider les réservoirs dans lesquels les eaux sont retenues à leur sortie de terre ; mais tout porte à croire qu'elles ont, comme les autres, de 13 à 14° centigrades.

VOLUME. — La Marquise débite environ 25,000 litres par 24 heures ; ce débit est plus que suffisant pour donner plus de 80 bains par jour, et pour fournir outre cela toute l'eau nécessaire aux douches et aux salles d'étuves.

La Comtesse jauge environ 15,000 litres dans une journée. L'eau de la piscine peut donc se renouveler en moins de trois jours, la capacité totale du bassin n'étant que de 40 mètres cubes.

Lavalette fournit 18,000 litres par jour, c'est-à-dire bien au-delà de ce qui est nécessaire pour la consommation des baigneurs ou pour l'exportation : l'eau de cette source est la seule exportée.

La quantité d'eau que débite la source de Saint-Jean-de-Ceyrargues n'a jamais été déterminée d'une manière exacte ; tout ce que nous savons, c'est qu'elle suffit et au-delà pour donner de dix à douze bains par jour. Cette source n'est fréquentée que par les paysans des environs qui lui attribuent avec raison une plus grande activité dans le traitement de certaines maladies de la peau.

Un fait digne de remarque, c'est que jamais les eaux d'Euzet n'ont éprouvé l'influence des fortes pluies ou des longues sècheresses : jamais le volume des sources n'a été augmenté ou diminué, et l'eau a constamment coulé limpide et transparente, alors que les fontaines du voisinage coulaient troubles et bourbeuses. Il faut conclure de là deux faits très importants : 1° que les eaux parcourent un long espace avant d'arriver à leur point d'émergence ; 2° qu'elles sont parfaitement isolées de l'eau douce qui, dans aucun cas, ne peut se mêler avec elles.

D'après ce que nous venons de voir, dans l'état actuel, l'établissement d'Euzet dispose d'environ 60 mètres cubes d'eau par 24 heures, et peut par conséquent fournir dès à présent plus de 200 bains par jour. Dans le cas où l'eau viendrait à manquer, je ne doute pas que des fouilles convenablement dirigées ne fissent augmenter considérablement le rendement des sources ; car, dans tous les environs de l'établissement, quel que soit l'endroit où l'on ait exécuté des travaux dans le sous-sol, on a rarement creusé à une profondeur de un mètre 50 c^tres à 2 mètres sans trouver un nouveau filet d'eau minérale. Il est donc probable que l'eau des sources se perd par des fissures naturelles qu'il ne serait pas très difficile de découvrir.

§ III. *Analyse chimique.*

Les sources d'Euzet, découvertes en 1705, furent analysées peu après par Mathe Lafaveur, professeur de chimie à l'université de Montpellier; mais le résultat de ses opérations n'a point été publié.

D'autres recherches furent faites ensuite par Boniface, chimiste, qui vivait à la fin du dernier siècle. Voici le fragment que nous en a laissé Carrère dans son Dictionnaire des eaux minérales : « L'analyse des » eaux d'Ieuzet par les réactifs et l'évaporation, » conduit M. Boniface à les présenter comme bitu- » mineuses et contenant un acide vitriolique; il pré- » tend y avoir trouvé, par livre d'eau, 18 grains de sel » sélénitique ou sel vitriolique à base terreuse, et » deux grains de tartre vitriolé. Il avoue n'y avoir » trouvé aucun bitume; mais l'odeur et le goût de ces » eaux lui font croire qu'elles contiennent une huile » essentielle bitumineuse, très ténue et très subtile, » qui se dissipe dans l'évaporation (1). » Il est probable que les expériences de Boniface ont été faites sur la source des Bains ou Marquise.

Avant d'en arriver à l'examen des analyses plus modernes, disons un mot de l'histoire de la source de Saint-Jean-de-Ceyrargues, découverte en 1725. Lefèvre l'analysa le premier en 1732; l'année suivante, le docteur Sérane présenta à la Société royale des Sciences de Montpellier un mémoire sur les propriétés chimiques et médicales de cette même source, où il établit, par des expériences alors en usage, la présence dans cette eau minérale d'un

(1) Carrère, *Dictionnaire des Eaux minérales*.

principe sulfureux, d'une matière onctueuse bitumineuse, d'un sel acide et d'un peu de terre (1).

La plus ancienne analyse que nous connaissions sur les eaux d'Euzet est celle qui fut faite en 1827 par Limousin-Lamothe; elle a fourni les résultats suivants :

4,693 grammes d'eau minérale, puisée à la source des bains, contiennent :

	grammes.
Sulfate de chaux.	7,814
Carbonate de chaux.	1,440
Carbonate de magnésie.	0,030
Sulfate de magnésie.	2,620
Hydrochlorate de magnésie.	0,226
Chlorure de sodium.	0,122
Matière organique.	0,025
Matière bitumineuse.	0,021
Perte.	0,081
Total.	12,379

Depuis cette époque M. Boyer, pharmacien-chimiste à Nimes, qui s'était aussi occupé de l'analyse qualitative des eaux d'Euzet a le premier constaté dans ces eaux minérales de l'acide sulfhydrique libre ; mais comme il faisait ses expériences loin des sources, il n'a pas cru devoir en déterminer la proportion exacte.

(1) Sérane, *Observations et analyse de l'eau de la source de Saint-Jean-de-Ceyrargues*, page 14.

En 1854, M. O. Henry a analysé la source des bains ou de la Marquise et celle de Lavalette. Ces deux analyses donnent, comme on va le voir, des résultats analogues et ne diffèrent guère l'une de l'autre que par la proportion de sels de chaux et de sels magnésiens; ces derniers sont plus abondants dans la source Lavalette, tandis que les sels calcaires sont au contraire en plus grande quantité dans la source des Bains.

Voici, d'après M. O. Henry, la composition des eaux de ces deux sources :

1,000 grammes de liquide ont fourni :

	SOURCE LAVALETTE.	MARQUISE.
	Grammes.	Grammes.
Acide sulfhydrique libre. . . .	0,0047	traces.
Bicarbonate de chaux. / Bicarbonate de magnésie. .	0,733	0,776
Sulfate de chaux.	1,660	1,933
Sulfate de magnésie / Sulfate de soude	0,491	0,466
Chlorure de sodium / Chlorure de magnésium . .	0,080	0,030
Acide silicique, oxide de fer, phosphate, matière organique, bitume sensible et perte	0,166	0,135
TOTAL. . .	3,130	3,340

Un instinct vraiment merveilleux a guidé les premiers propriétaires des bains qui ont choisi, pour être administrée en boisson, la source la moins chargée de calcaires, la plus riche en principes magnésiens et celle qui, en outre, paraît contenir la plus forte proportion d'acide carbonique libre.

Les expériences de M. O. Henry ne nous fournissent que les proportions d'acide sulfhydrique libre contenu dans la source Lavalette. Pour compléter ces indications, nous avons fait plusieurs essais au moyen du sulfhydromètre de Dupasquier, et voici les résultats auxquels nous sommes arrivés dans nos diverses expériences. La quantité d'iode absorbé est indiquée en milligrammes.

	Source Marquise.	Source Comtesse.	Source Lavallette.	Source de St-Jean.
12 juillet 1856...	3	10	9	15
18 novembre 1856	4	12	10	»
14 février 1857..	3	9	9	18
12 mars 1857....	3	15	10	16
15 juin 1857.....	2	11	8	»
18 juin 1857.....	»	»	»	17
20 août 1857.....	3	12	9	20
15 octobre 1857.	3	12	8	18
Moyenne....	3	11	9	17

La proportion de l'élément sulfureux est loin d'être considérable dans les sources d'Euzet; aussi pensons-nous que ce n'est point à ce principe qu'elles doivent leurs principales propriétés thérapeutiques.

Quant aux qualités bitumineuses qu'elles possèdent, nous sommes loin d'être de l'avis du rapporteur de la Commission de l'Académie de Médecine, qui suppose qu'on a fait jouer au bitume un rôle beaucoup trop important dans les effets thérapeutiques de ces eaux. L'eau ordinaire, mise en présence de cette substance balsamique, n'en dissout, on le sait, que les principes les plus volatils; aussi, pour peu que cette eau reste exposée à l'air libre, elle abandonne vite la légère proportion de bitume qu'elle tenait en dissolution. Le fait qui se produit pour l'eau bitumineuse artificielle est aussi vrai pour l'eau naturelle, et si, dans les analyses de Limousin-Lamothe et de M. O. Henry, nous remarquons que la proportion de poix minérale est excessivement faible, c'est que les dosages ont été faits loin des sources, alors que l'eau minérale avait abandonné la majeure partie de ses principes volatils. Sur les lieux, malgré l'odeur sulfureuse plus pénétrante, l'odeur bitumineuse est assez prononcée pour être sensible à quelques pas de la source; et en outre, la saveur franchement asphaltique de l'eau ne peut laisser aucun doute sur l'existence d'une quantité relativement assez considérable du principe balsamique dont nous parlons. Nous sommes en cela de la même opinion que les divers auteurs qui ont écrit sur les eaux minérales d'Euzet. En effet, de Gensane en parle en ces termes : « On les appelle les fontaines sulfureuses » d'Euzet; elles ne sont cependant rien moins que

» tout cela. Ces eaux sont véritablement bitumi- » neuses (1). »

« Aquæ Ysaleuses (d'Youzet), dit Lieutaud, » humilis cujusdam vici Occitaniæ inferioris, inter » Ucetiam (Uzès) et Alesiam (Alais), tribus leucis ad » Eurum (fontaime d'Eure), ab hâcce postremâ re- » monti : sunt frigidæ, *bituminosæ* et saporis ingrati ; » a bitumine scilicet quo scatet hic tractus, quod » sincerum fluit haud procul à prædicto vico (2). »

J'ai déjà rapporté plus haut ce qu'en disent le docteur Sérane et le chimiste Boniface qui tous deux constatent dans ces eaux la présence d'une proportion notable de poix minérale.

Enfin, je puis en appeler au témoignage de M. l'ingénieur François, qui visitait nos sources il y a peu de jours et y constatait aussi une quantité très appréciable de bitume.

Qu'on me permette encore une dernière remarque : aucune des analyses citées ci-dessus ne mentionne d'autre gaz que l'acide sulfhydrique ; cependant, les grosses bulles que l'on voit s'échapper des sources à leur point d'émergence, le gaz qui se dégage de l'eau de Lavalette quand on l'agite dans un vase, dénotent d'une manière positive la présence d'un autre principe volatil. En ayant recueilli une certaine proportion dans une éprouvette, nous avons examiné ses propriétés : il rougit légèrement le papier de

(1) Gensane, *Histoire naturelle du Languedoc*, page 203.

(2) Lieutaud, *Synopsis*, tome II, page 58.

tournesol, éteint les corps en combustion, louchit l'eau de chaux; il nous a paru avoir une odeur légèrement piquante. Tous ces caractères nous ont convaincu que le gaz en question est de l'acide carbonique.

Après l'examen chimique auquel nous venons de nous livrer, nous devons naturellement nous occuper de savoir si les eaux d'Euzet ne s'affaiblissent pas d'une année à l'autre, c'est-à-dire si leurs principes volatils et leurs principes fixes minéralisateurs ne tendent pas à diminuer graduellement, et par conséquent si les eaux minérales ne deviennent pas de moins en moins actives.

Pour ce qui est des principes salins, on n'a qu'à comparer l'analyse de Limousin-Lamothe, de 1827, et celles de M. O. Henry, en 1854, et l'on verra que la somme de ces principes est, pour la première, de 2 grammes 812 milligrammes par litre, et pour les deux autres de 3 grammes 130 et 3 grammes 340. De plus, en remontant plus haut et prenant la somme des principes fixes que le chimiste Boniface a trouvés dans les eaux d'Euzet, on trouve 40 grains pour 1000 grammes de liquide, c'est-à-dire un peu plus de 2 grammes. Si nous ne rapportions pas les différences considérables que nous trouvons, dans ces diverses analyses, aux procédés chimiques employés et qui, depuis quelques années, ont subi de si grands perfectionnements, nous serions naturellement conduits à conclure que les eaux dissolvent aujourd'hui une plus forte proportion d'éléments minéraux. Ainsi, loin de s'affaiblir avec le temps, les sources d'Euzet auraient augmenté d'activité et d'énergie. Sans vouloir soutenir une pareille proposition, il nous semble du moins suffisamment démontré que le degré de minéralisation reste sensiblement le même, et qu'il ne tend pas à diminuer.

Nous ne croyons pas non plus à une diminution dans la quantité des principes volatils : l'élément sulfureux, nous dit-on, était plus abondant il y a quelques années que ce qu'il est aujourd'hui, et la preuve, c'est que l'odeur d'œufs pourris, très sensible aux environs des sources avant les réparations importantes faites par le nouveau propriétaire, a notablement diminué depuis. Ce fait est incontestable, les sources répandent aujourd'hui une odeur hépatique moindre qu'autrefois; mais ceci tient, non pas à la quantité relativement moindre de gaz sulfhydrique en dissolution dans l'eau minérale, mais plutôt à ce que les environs des sources sont en maçonnerie et que les matières végétales ne plongeant plus comme autrefois dans les réservoirs, ne peuvent plus agir en opérant une sorte de réduction sur les sulfates terreux de l'eau minérale. Du reste, comme nous l'avons déjà dit, la présence de l'élément sulfureux n'a été scientifiquement constatée qu'il y a quelques années par M. Boyer, pharmacien-chimiste à Nimes. Il s'en faut cependant que la quantité d'acide sulfhydrique tenue en dissolution dans l'eau minérale soit constamment la même ; elle est sujette à des fluctuations manifestes, ainsi qu'on peut s'en assurer par les expériences que nous avons faites au moyen du sulfhydromètre. Seulement on peut dire que ces variations sont peu considérables et ne dépassent pas certaines limites.

Enfin, il est certain que d'une année à l'autre; les eaux semblent varier d'activité. Beaucoup de malades attribuent ce fait à des changements survenus dans la composition chimique des eaux, tandis qu'en réalité il tient à la constitution médicale régnante, à la constitution atmosphérique du moment, et souvent aussi à des influences d'âge, de tempérament, etc., ou à des dispositions individuelles particulières. Nous ne pensons pas qu'on doive attribuer ce phénomène à une sorte de saturation minérale qui se prolongerait d'un saison à l'autre (1). Selon nous, cet état de saturation ne saurait arriver qu'après un usage plus ou moins prolongé de l'eau minérale, et dans aucun cas ne saurait se maintenir pendant toute une année.

(1) Gustave Astrié, *de la Médication thermale appliquée*, page 111.

CHAPITRE III.

CONSIDÉRATIONS GÉNÉRALES SUR LES EAUX MINÉRALES ET LES MALADIES CHRONIQUES.

---

§ I. *Eaux minérales.*

« La plupart des eaux minérales agissent en déterminant une excitation plus ou moins forte, qui a pour » effet immédiat de réveiller la vitalité des tissus et de » produire, comme disait Bordeu, un remontement » général (1). » Cette proposition est plus qu'au delà démontrée par des milliers d'observations recueillies aux diverses stations thermales. *La fièvre thermale*, comme l'appelle Constantin James, est l'effet le

(1) Constantin JAMES, *Guide pratique aux Eaux minérales*, 1852, page 15.

plus remarquable, j'oserai dire le plus constant des eaux minérales; elle se remarque même pour celles que l'on a appelées hyposthénisantes; telles les sources d'Ems qui, au début, procurent un surcroît d'appétit et augmentent la sécrétion urinaire ou cutanée, les eaux muriatiques de Soden qui agissent en excitant le tube intestinal, les eaux thermales de Néris qui procurent pendant les premiers jours du traitement une légère excitation, du malaise, de la fatigue, etc. Les sources d'Euzet qui, à plus d'un titre, mériteraient d'être rangées dans la classe des eaux hyposthénisantes, présentent aussi, outre les phénomènes congestifs du côté des intestins, d'autres signes d'excitation manifeste durant les premiers jours du traitement. En un mot, presque toutes les sources minérales connues ont pour effets primitifs de provoquer une excitation plus ou moins vive, plus ou moins sensible, selon la dose, la température, le degré de minéralisation et la composition chimique de l'eau.

A cause de ces effets primitivement excitants, on comprend que les eaux minérales ne soient en général applicables qu'au traitement des maladies chroniques; alors l'organisme, débilité par de longues souffrances, se trouve bien de cette suractivité générale, de ce réveil de toutes les fonctions; alors l'usage des eaux détermine souvent sur l'organe malade une véritable réaction *substitutive*, ou sur un organe sain une excitation *révulsive* mais passagère.

Ces quelques réflexions permettent de comprendre comment il peut se faire que les eaux minérales les plus dissemblables guérissent les mêmes maladies avec un égal succès; et l'on n'est pas non plus étonné de voir que la même source puisse convenir à un si grand nombre d'états morbides différant essentiellement et dans leur nature intime, et dans leurs manifestations, surtout si l'on considère encore tous les moyens que possède le médecin pour modifier l'action d'une eau minérale et l'approprier au traitement des cas pathologiques les plus divers.

Cette diversité de maladies est plus apparente que réelle, et il arrive souvent que les affections les plus dissemblables sont les manifestations diverses de la même *diathèse*. Un exemple fera mieux comprendre notre pensée : une femme est atteinte de métrite chronique avec engorgement granuleux du col de l'utérus; elle a eu à la vulve ou sur toute autre partie du corps, des éruptions, des démangeaisons plus ou moins vives. Un autre malade se présente souffrant depuis longtemps de l'estomac et des intestins; les digestions sont longues, laborieuses, difficiles; la constipation est habituelle. Le malade raconte que tous ces accidents remontent à la disparition d'une affection dartreuse dont il était porteur depuis longues années. Dans ces exemples, n'est-il pas de toute évidence que la même diathèse (diathèse herpétique) a produit deux maladies différentes soit par suite d'idiosyncrasies particulières, soit par suite de causes occasionnelles à la recherche desquelles il est rarement possible de remonter? La même source conviendra donc parfaitement à ces deux manifestations d'une même affection diathésique.

Nous trouvons encore ici l'explication d'un autre phénomène qu'il n'est pas rare de rencontrer aux eaux minérales. Les malades partent souvent sans avoir éprouvé de modification bien sensible à la maladie pour laquelle ils sont venus faire usage des eaux; et ce n'est qu'après plusieurs semaines, quelquefois plusieurs mois, que le mal montre une tendance manifeste vers la guérison et guérit souvent spontanément. C'est que les eaux minérales, ces puissants moyens reconstitutifs, s'adressent surtout à la diathèse, à l'état général, et que leur action sur l'état local doit être par conséquent plus lente et moins apparente; contrairement à la plupart des agents pharmaceutiques que nous employons dans le traitement des maladies chroniques, elles détruisent la cause avant de détruire l'effet.

De ce que l'excitation est l'effet le plus constant et le plus général des eaux minérales, gardons-nous de lui attribuer exclusivement leurs principales vertus curatives. Leur action est complexe comme celle des autres agents thérapeutiques; suivant leur composition, elles modifient chacune à leur manière notre constitution, nos humeurs, nos organes : ainsi on a reconnu une spécificité incontestable aux eaux de Baréges dans les vieilles blessures, aux eaux de Vichy dans les maladies du foie et des autres appareils glanduleux, aux eaux de Bourbonne dans les paralysies; tout le monde connaît les propriétés béchiques des Eaux-Bonnes, de Laraillère, etc., les propriétés lithontriptiques des eaux de Contrexeville, etc.

Chaque source a donc une action spéciale ou spécifique qui lui est propre, et c'est au médecin chargé de l'inspection d'un établissement thermal de faire connaître les propriétés particulières de la source qui lui est confiée, et d'en déterminer les indications et les contre-indications.

Les conclusions suivantes découlent naturellement des quelques considérations qui précèdent :

1° La plupart des eaux minérales, même celles que l'on a appelées hyposthénisantes, produisent une excitation plus ou moins vive, une suractivité générale de toutes les fonctions ;

2° Cette excitation thermale peut servir dans un grand nombre de cas à provoquer une réaction *substitutive* ou à produire une *révulsion ;*

3° Chaque source minérale a une action spéciale ou spécifique sur un ou plusieurs organes ou appareils d'organes, ou contre certaines affections diathésiques déterminées.

§ II. *Maladies chroniques.*

« Le passage de la santé à la maladie se fait communément par un degré intermédiaire qui constitue » la prédisposition (1). » La prédisposition est la con-

(1) DUMAS, *Doctrines générale des Maladies chroniques*, t. II, page 142.

séquence d'un ordre particulier de causes que l'on a appelées *prédisposantes*. Leur étude dans les maladies chroniques présente une grande importance au point de vue du traitement et du pronostic. Si l'on considère leur mode d'action sur l'organisme, leur importance relative, leur influence plus ou moins grande, plus ou moins persistante sur la maladie qu'elles ont produite, ces causes peuvent être divisées en trois groupes principaux : les causes accidentelles, les causes d'habitude et les causes naturelles.

Nous classerons parmi les premières une maladie aiguë passant à l'état chronique, la suppression d'un écoulement périodique, le virus vénérien, etc.

Parmi les secondes figurent le genre de vie, les professions, l'exercice habituel d'un organe, la compression habituelle de certains viscères, le climat, etc.

Enfin les causes naturelles comprennent la constitution, le tempérament, les idiosyncrasies, l'âge, le sexe, les vices de conformation, l'hérédité.

Le propre des causes accidentelles, c'est d'agir sur l'organisme avec une certaine spontanéité, et pour ainsi dire brusquement. Elles jouent souvent, dans la pathogénie des maladies chroniques, le rôle de causes occasionnelles. Les causes que nous avons appelées d'habitude, agissent d'une manière lente et soutenue sur l'organisme entier ou sur un organe particulier. Il y a déjà plus de difficulté pour guérir les maladies dépendant de ce second ordre de causes. Enfin, on comprend combien doit être tenace un mal qui reconnait pour cause un vice particulier de l'organisme lui-même; comment apporter à l'économie des modifications capables d'arrêter une maladie inhérente à notre constitution et qui fait pour ainsi dire partie de nous-mêmes.

La forme naturelle de certaines maladies est la forme chronique; ces affections sont presque toutes incurables et ont été engendrées, pour la plupart, par les causes de la classe de celles que nous avons appelées naturelles.

Au point de vue thérapeutique, les causes accidentelles et les causes d'habitude sont loin d'avoir l'importance des causes naturelles. En effet, la cause accidentelle n'agit que pour produire la maladie; les causes d'habitude peuvent, il est vrai, continuer d'agir une fois la maladie développée et par conséquent aider à l'entretien du mal, mais il dépend du malade de se soustraire à leur influence. Rien de pareil pour les causes naturelles : elles sont sous la dépendance d'un vice originel, d'une prédisposition particulière que l'on porte pour ainsi dire en naissant. Ici la maladie est toujours l'effet d'un état général qu'il est quelquefois difficile de trouver, mais que le médecin doit s'efforcer de découvrir.

Cette prédisposition qui fait qu'on a plus d'aptitude à contracter plutôt tel genre de maladies que tel autre, plutôt telle maladie que telle autre, cet état général de l'organisme spécifique persistant qui peut rester longtemps caché, a reçu le nom de *diathèse*. La diathèse finit presque toujours par déterminer une altération des liquides naturels, et si au début il arrive quelquefois qu'elle ne se traduit pas au-dehors par des symptômes sensibles, la maladie n'en existe pas moins à l'état *virtuel*, à l'état de germe, et la cause la plus légère suffira pour déterminer l'apparition de phénomènes morbides qui, plus tard, viendront faire connaître l'élément diathésique qui les aura produits.

La *cachexie* est le dernier degré de la diathèse, alors l'organisme entier participe à la souffrance locale, toutes les fonctions sont dérangées, plus d'harmonie entre les divers organes, la fièvre lente s'allume peu à peu; on dirait que le principe vital longtemps endormi veut afin engager la lutte pour chasser de l'économie l'élément morbide qui la dévore, mais les organes épuisés par de longues souffrances refusent de lui venir en aide, et la mort vient enfin mettre un terme à cette lutte inégale.

Si l'élément diathésique se montre souvent comme cause de maladies chroniques, il arrive quelquefois qu'il est la conséquence d'une maladie au développement de laquelle ont seules présidé les causes accidentelles ou d'habitude. On comprend en effet qu'une lésion locale, quelle qu'elle soit, persistant déjà depuis un certain temps, puisse troubler à la longue l'harmonie qui existe entre les divers organes, en altère les sécrétions et par suite détermine une maladie *totius substanciæ*, comme disaient les anciens, c'est-à-dire une diathèse.

Ce qui caractérise les diathèses, c'est une sorte de spécificité particulière qui nous paraît démontrée par la spécificité même des divers traitements dirigés contre elles. En effet, nous savons que les remèdes spécifiques de la diathèse syphilitique sont les préparations mercurielles et l'iodure de potassium ; que le soufre, le goudron et l'arsenic sont les spécifiques des diathèses herpétiques ; l'iode est à peu près le seul agent employé avec succès dans la diathèse tuberculeuse ; les sels alcalins réussissent seuls à modifier l'élément diathésique goutteux ; jusqu'à présent nous n'avons trouvé aucun agent spécifique contre la diathèse cancéreuse, aussi regardons-nous cette affection comme incurable et les moyens que nous employons servent tout au plus à modérer les cruelles douleurs qu'elle développe.

L'iode, le soufre, l'arsenic, le goudron, le bicarbonate de soude, etc., ces agents spécifiques dirigés contre les diverses diathèses, sont aussi les principes actifs que l'on retrouve dans la plupart des eaux minérales ; seulement leur action médicatrice paraît être augmentée par certaines combinaisons chimiques, certains mélanges avec d'autres substances ; il y a là une sorte de dynamisation encore inconnue dans son essence, mais que l'on ne saurait nier en présence des cures merveilleuses obtenues au moyen des eaux minérales.

Comme nous l'avons déjà dit, ces agents thérapeutiques naturels s'adressent surtout à la constitution, à l'état général, à l'élément diathésique lui-même, et semblent par conséquent plus propres à vaincre la persistance, l'opiniâtreté de la diathèse dont les manifestations seules peuvent disparaître momentanément sous l'influence d'un traitement purement local. Aussi, lorsque le traitement thermal est opportun et convenablement dirigé, on doit obtenir des guérisons plus rapides, plus sûres, plus durables que celles que l'on obtient au moyen des agents pharmaceutiques ordinaires dont l'action est plus restreinte et moins profonde.

En somme, nous trouvons dans les maladies chroniques deux points importants à considérer: l'organe malade et la diathèse; de là ressortent deux ordres d'indications:

1° Guérir l'état local (médication *révulsive* et *substitutive*);

2° Modifier l'état général (médication *spécifique* ou *spéciale*).

Le double but que l'on doit atteindre au moyen des eaux minérales rend difficile au point de vue thermal toute classification nosologique : c'est pourquoi nous serons obligé, suivant les circonstances, de faire dominer la lésion locale au préjudice de la diathèse concomittante, ou bien de nous préoccuper surtout de l'état diathésique, ne parlant des organes atteints que d'une manière incidente.

CHAPITRE IV.

ACTION DES EAUX D'EUZET.

L'action des eaux d'Euzet est complexe comme celle des autres sources minérales : elle varie suivant le mode d'administration, la dose et la température de l'eau, etc. Sans entrer dans tous les détails que pourrait comporter un pareil sujet, nous allons essayer de formuler quelques règles générales.

§ I. *De l'eau en boisson.*

Administrée en deux ou trois heures, à une dose qui varie de 4 à 10 verres, et à la température de la source, l'eau d'Euzet produit des évacuations tantôt alvines, tantôt bilieuses, qui se continuent en général pendant toute la durée du traitement.

Les reins participent à ce surcroît d'activité du foie et des follicules intestinaux, les urines deviennent en effet plus limpides et plus abondantes. La diaphorèse est aussi considérablement augmentée. Les digestions sont plus promptes et plus faciles; l'appétit est plus vif, la circulation plus active; en un mot, surtout pendant les premiers jours, tous les organes reçoivent leur part d'excitation.

Certains malades éprouvent au gosier un sentiment de chaleur accompagné d'une sorte de fourmillement, assez analogue à ce que l'on ressent après avoir mangé des aliments fortement salés: le fond du gosier, la luette, les amygdales sont légèrement injectés; et probablement par suite de cette excitation de l'arrière-gorge, la soif devient très vive. J'ai remarqué chez plusieurs sujets, surtout chez ceux atteints de quelque lésion de l'appareil pulmonaire, une altération particulière du timbre de la voix qui persistait pendant quelques jours.

La plupart des effets que nous venons de décrire ne se remarquent pas au même degré chez tous ceux qui font usage des eaux, et dans tous les cas disparaissent au bout de peu de temps. C'est ainsi que le sommeil, d'abord agité et pénible, devient ensuite calme et tranquille; cette sorte d'excitation *sui generis* du gosier disparaît promptement, de sorte qu'après quelques jours de traitement, l'effet physiologique des eaux ne se traduit plus que par des selles liquides, par une grande abondance des urines et de la sueur, et par une facilité remarquable dans les digestions.

Chez les malades très impressionnables, à tempérament nerveux et irritable, on peut éviter la plupart de ces phénomènes d'excitation en administrant au début de très faibles proportions d'eau minérale, et augmentant graduellement les doses. Alors on remarque une suractivité dans les fonctions des reins et du système dermoïde. Puis le tube intestinal est doucement fluxionné et les selles deviennent semi-liquides. Cet état se prolonge aussi longtemps qu'on fait usage des eaux, et quelquefois plusieurs semaines après.

L'action des eaux d'Euzet est rapide, et le surcroît d'activité imprimé aux fonctions éliminatrices développe dans le phénomène de l'assimilation une énergie considérable; aussi voit-on au bout de peu de jours des malades arrivés faibles et amaigris, retrouver aux eaux leurs forces perdues et leur ancien embonpoint.

Tels sont les effets les plus saillants de l'eau d'Euzet prise en boisson. Il s'en faut que les sources *sulfurées calcaires* aient une action analogue: fortement chargées de sels calcaires et de principes sulfureux, ces eaux, prises à des doses convenables, occasionnent souvent la constipation, et si certains malades en fond un usage immodéré, ils ne sont purgés que par indigestion. Après quelques jours, les fonctions de l'estomac deviennent plus pénibles, et cet organe sursaturé de principes sulfureux, éprouve pour les eaux minérales dont nous parlons une répugnance invincible.

Rien de pareil pour les eaux d'Euzet, les malades s'habituent promptement à leur goût légèrement hépatique et bitumineux, et finissent même par les boire avec plaisir. Elles sont limpides, d'une fraîcheur remarquable, très faciles à digérer, et peuvent être bues à la dose énorme de 150 verres par jour (1) sans occasionner le moindre effet nuisible.

§ II. *De l'eau d'Euzet administrée en bains.*

Les bains d'Euzet produisent d'abord les mêmes effets que les bains d'eau ordinaire : c'est ainsi qu'ils sont toniques à une température au-dessous de l'*in-*

(1) Un paysan des environs vient chaque année passer trois jours à l'établissement, et suit depuis plus de quarante ans le traitement suivant : le premier jour il boit cinquante verres d'eau minérale, le second jour cent verres, et le troisième jour cent cinquante. Cet homme, aujourd'hui âgé de quatre-vingt-deux ans, était resté malade et souffrant jusqu'à l'âge de trente-quatre ans, époque à laquelle il fit pour la première fois usage des eaux d'Euzet. Il se croyait, me dit-il, atteint d'une maladie de langueur dont le traitement minéral eut promptement raison. Il est à croire que le traitement qu'il suivit dans cette circonstance, n'est pas cette sorte de lavage interne qu'il a adopté depuis.

différente, sédatifs et hyposthénisants, si la température se rapproche de l'indifférente qui est pour Euzet de 30 à 35° centigrades, et enfin excitants à une température plus élevée. Mais là ne se borne pas leur action; les matières tenues en dissolution dans l'eau exercent aussi une influence particulière, soit sur l'organisme par absorption, soit sur la peau par le contact immédiat.

Après quelques minutes de séjour dans un bain de 32 à 35° centigrades, l'eau minérale devient comme onctueuse au toucher, et il semble que la peau est plus douce et plus veloutée. Cette sorte de saponification de l'eau s'opère d'autant plus que la température du bain est plus élevée. Dans le bain froid, ce phénomène ne se produit plus; au contraire, la peau devient, sous l'influence de l'eau minérale, plus rude et plus rugueuse.

Au sortir du bain, on remarque sur la peau des dépôts blanchâtres plus apparents dans les interstices linéaires; ces dépôts exercent sur l'appareil cutané une action astrictive dont on comprendra sans peine l'utilité dans le traitement d'un grand nombre de dermatoses.

Les bains *chauds* produisent une excitation d'autant plus grande qu'ils sont plus prolongés. Dès le premier jour les malades se plaignent d'insomnies, de rêves pénibles, d'une agitation très vive, de céphalalgie sus-orbitaire; le pouls devient plus vif et plus fréquent, et l'on voit au bout de quatre ou cinq jours apparaître sur tout le corps une sorte d'éruption miliaire (psydracia thermalis) que caractérise une vive démangeaison. D'autres fois cette éruption se montre sous la forme de larges élevures rouges, persistantes, présentant la plus grande analogie avec des plaques d'urticaire, et occasionnant, surtout pendant la nuit, un prurit incommode qui force quelquefois les malades à se lever dès que la chaleur du lit devient trop vive.

Mais ces phénomènes d'excitation diminuent peu à peu et disparaissent d'autant plus rapidement qu'ils se sont montrés dès les premiers jours.

En général, les bains tempérés ne produisent pas d'éruption, et quand ils en produisent, elle ne se montre que vers le huitième ou le dixième jour ; mais alors elle est beaucoup plus persistante, et ne disparaît souvent que quinze jours ou trois semaines après son apparition. Beaucoup de malades quittent l'établissement avant même que cette sorte de maladie cutanée ait fini son évolution.

§ III. *Douches et Étuves.*

Les douches, on le sait, sont des moyens très énergiques ; leur action locale dépasse de beaucoup les effets des bains. En effet, outre qu'elles occasionnent sur la partie douchée, un ébranlement considérable qui s'irradie sur les organes voisins, elles favorisent aussi l'absorption des principes médicamenteux contenus dans l'eau minérale. Suivant leur durée, leur température, leur force de projection et leur volume, nous les employons tantôt comme résolutives et hyposthénisantes, tantôt comme toniques, tantôt enfin comme révulsives ou dérivatives.

L'étuve d'Euzet est une salle assez vaste, dans laquelle on peut facilement faire pénétrer l'air extérieur en cas d'accident. Des robinets d'eau froide permettent aux malades de se faire des lotions fréquentes sur la face pour empêcher les phénomènes congestifs du côté de la tête. Sur les parois des murs de cette salle et à toutes les aspérités se sont déposées des matières salines d'un blanc mat, de même nature que celles que l'on rencontre avec plus d'abondance dans les tuyaux de conduite, réservoirs, etc. Ce fait semblerait démentir l'opinion de M. Sales-Girons qui pense que l'eau minérale réduite en vapeur ne contient plus, dans les appareils d'inhalation, que les substances volatiles qu'elle tenait en dissolution. Aussi a-t-il imaginé un appareil fort ingénieux pour pulvériser l'eau minérale et la faire respirer aux malades avec tous les principes fixes qu'elle renferme. Nous ne voulons rien enlever de la valeur thérapeutique de cette invention; nous croyons même que ce genre d'inhalation est appelé à rendre de très grands services dans le traitement des maladies des organes respiratoires, nous constatons seulement que la vapeur d'eau minérale contient aussi, dans certaines circonstances, quelques-uns des principes fixes minéralisateurs. Malgré ce que nous venons de dire, nous ne pensons pas que l'action des étuves d'Euzet soit sensiblement différente de celle des bains de vapeur d'eau ordinaire, ou de toute autre eau thermale ou minérale ; car l'eau n'agit pas ici par sa composition chimique, mais seulement par sa température.

§ IV. *Des Inhalations bitumineuses.*

L'inhalation de vapeurs bitumineuses nous a paru devoir être un puissant adjuvant du traitement dans les maladies de la poitrine. La quantité de calcaires bitumineux que nous avons dans le pays nous a fait penser à les utiliser comme agents thérapeutiques.

Dans une chaudière garnie d'eau minérale et munie de plusieurs tubes destinés à servir à l'aspiration, seront placées des pierres imprégnées de bitume. Sous l'influence d'une température de 50 à 60°, la partie la plus volatile du bitume minéral sera entraînée par la vapeur d'eau et viendra modifier les muqueuses bronchiques avec lesquelles elle se trouvera en contact. L'appareil sera disposé de telle façon que les vapeurs médicamenteuses, arrivant dans une salle d'inhalation, pourront aussi être respirées, mélangées à une proportion notable d'air atmosphérique.

Nous pourrons, dès cette année, expérimenter la valeur thérapeutique de ce nouveau mode d'aspiration et d'inhalation, nous réservant de faire connaitre plus tard le résultat de nos observations.

CHAPITRE V.

DES MALADIES QUI PEUVENT ÊTRE GUÉRIES OU AMÉLIORÉES PAR LES EAUX D'EUZET.

Les eaux d'Euzet, par suite de la variété de leurs principes minéraux, et peut-être aussi à cause des phénomènes peu marqués d'excitation qu'elles provoquent, s'adressent à un grand nombre d'états morbides. Sans vouloir exposer ici tous les cas où elles pourraient être applicables, nous tâcherons de déterminer surtout dans quels groupes de maladies elles sont employées avec avantage, et, pour chaque groupe, dans quelles circonstances de constitution, de tempérament, etc., elles conviennent plus spécialement.

§ I. *Maladies des organes de la respiration.*

Lorsqu'on examine la composition des eaux d'Euzet, on voit *à priori* qu'elles doivent agir efficacement dans les maladies de la poitrine.

En effet, outre l'acide sulfhydrique libre, elles contiennent une certaine proportion de bitume minéral qui leur communique un goût d'asphalte très prononcé, à peine déguisé par le goût hépatique du principe sulfureux. Aussi elles jouissaient autrefois d'une réputation méritée de spécificité, ainsi que nous le prouvent les écrits de plusieurs savants médecins du dernier siècle.

Le naturaliste Gensane nous dit, dans son *Histoire naturelle du Languedoc*, qu'elles ne peuvent être que fort bonnes aux poitrinaires, parce qu'elles ont une qualité balsamique (1).

« Elles ont de très grandes propriétés, dit Sauvages, dont la plus merveilleuse est celle de guérir la phthysie qui ne dépend que d'un ulcère superficiel des poumons sans durillons ou tubercules,

(1) De Gensane, *Histoire naturelle du Languedoc*, tome 1er, page 203.

» ce que je n'aurais jamais cru, si je n'avais été té-
» moin de plusieurs cures que M. Gibert, médecin
» d'Alais, docteur de la faculté de Montpellier, très
» connu par son mérite, a faites de plusieurs espèces
» de cette maladie (1). . . . . . »

Le professeur Ridens présenta, en 1733, à la Société royale des sciences de Montpellier, un mémoire sur les propriétés des eaux d'Euzet, où il établit aussi leur efficacité dans les ulcères du poumon, n'étant pas entretenus par des tubercules ou des concrétions plâtreuses, et ne s'accompagnant pas de fièvre hectique.

« Pectori dicantur, » a dit Lieutaud en parlant des eaux d'Euzet (2).

Le docteur Paulet, dans son histoire de la ville d'Anduze, dit encore sur le même sujet : « Ces
» eaux possèdent toutes les qualités de l'eau de *gou-*
» *dron* dont elles ont le goût. Elles sont en outre
» dépuratives et conviennent éminemment dans les
» maladies cutanées, surtout répercutées, et qui ont
» donné lieu aux douleurs des articulations, aux co-
» liques, et même dans les ulcères internes, surtout
» des poumons (3). »

Les eaux d'Euzet peuvent donc, à juste titre, être considérées comme succédanées des Eaux-Bonnes. Cependant leur mode d'action est loin d'être le même :

(1) Sauvages, *Mémoire sur les Eaux minérales d'Alais*, p. 3.

(2) *Synopsis*, page 58.

(3) Paulet, *Histoire de la ville d'Anduze*, page 98.

ainsi les unes, fortement excitantes, produisent une sorte d'exaltation non seulement de l'appareil respiratoire, mais encore de tout le système nerveux, tandis que les autres donnent lieu seulement à quelques phénomènes peu marqués d'excitation du côté de l'arrière-bouche et des bronches ; les Eaux-Bonnes, dont l'activité paraît plus spécialement se concentrer du côté des organes pulmonaires, peuvent donner lieu par cela même à des accidents fort redoutables, tels que hémoptysies, congestions actives du poumon, etc.; les eaux d'Euzet, outre leur action béchique particulière, excitent légèrement le tube intestinal et procurent par ce moyen une révulsion salutaire sur les organes digestifs. Les premières augmentent la toux au début, les secondes, au contraire, semblent la modérer dès le commencement. Néanmoins, les unes comme les autres facilitent l'expectoration qui finit par prendre un caractère simplement muqueux ; elles débarrassent les bronches et les poumons de toutes les mucosités qui les obstruaient, dégorgent les tissus et redonnent à la muqueuse bronchique la tonicité qui lui manquait.

Les eaux d'Euzet agissent dans toutes les maladies de l'appareil respiratoire à peu près de la même façon ; aussi nous contenterons-nous de citer ici quelques, observations parmi celles que nous avons pu recueillir pendant ces deux dernières années, pour en déduire ensuite des applications pratiques.

1° ANGINE ET LARYNGITE CHRONIQUES.

OBSERVATION I.

M. M...., négociant de N..., a toujours joui d'une bonne santé jusqu'en 1850, époque où il fut atteint pour la première fois d'une angine tonsillaire qui exigea une forte application de sangsues; depuis lors et à plusieurs reprises, la maladie récidiva et ne lui laissa plus, en hiver, que quelques moments de relâche. Enfin, après trois ans de souffrances, il se décida à venir faire usage des eaux d'Euzet le 10 août 1853.

État actuel: Il est brun, d'une bonne constitution, d'un tempérament lymphatique-bilieux, est âgé de 55 ans, ne se plaint d'aucun autre mal que d'une sensation d'engorgement au fond du gosier; la déglutition est pénible et un peu douloureuse. Le fond de la bouche, le voile et les piliers du palais sont rouges; on y remarque des arborisations sanguines très sensibles; les amygdales sont rouges et tuméfiées.

Prescription: 5 verres d'eau minérale le matin, à doses très fractionnées; 2 verres le soir, une heure avant le repas.

14 août: Le malade a la voix enrouée, il éprouve une sensation de chaleur à la gorge; la déglutition est plus difficile, et les amygdales, dont le volume paraît accru, se dessinent sur les côtés du cou, L'eau minérale a produit régulièrement deux selles liquides par jour; l'appétit est

plus vif, et malgré la difficulté que M.... éprouve pour avaler les aliments, il voit arriver avec plaisir les heures des repas.

Prescription: 8 verres d'eau minérale le matin; 3 verres le soir; demi-bain révulsif à 38° centigrades, à prendre chaque matin pendant un quart d'heure.

22 août: Le malade ne souffre presque plus du gosier; les amygdales ont considérablement diminué et sont presque revenues à leur volume normal; l'injection des vaisseaux sanguins du gosier a presque disparu.

Même prescription que ci-dessus.

28 août: L'arrière-gorge ne présente plus aucune trace de la maladie, et tout est rentré dans l'ordre. M.... quitte l'établissement le 3 septembre, complètement guéri.

Depuis cette époque, il vient toutes les années passer une quinzaine de jours à Euzet, et il n'a plus ressenti aucune atteinte de son ancienne maladie.

OBSERVATION II.

Mlle X...., âgée de 24 ans, d'une bonne constitution, d'un tempérament lymphatique-nerveux, appartenant à une congrégation religieuse, fait la classe depuis cinq ans; elle s'enroue facilement, se plaint d'une toux sèche et ne s'accompagnant d'aucune expectoration, et se voit souvent forcée de suspendre ses occupations habituelles. Cet état dure depuis environ deux ans, avec des alternatives irrégulières d'aggravation et d'amélioration. Elle se décide à venir faire usage des eaux d'Euzet.

Le 20 juillet 1857, elle présentait l'état suivant: La voix

est rauque, la phonation pénible et douloureuse; le fond du gosier est rouge et injecté; on ne perçoit aucun bruit anormal dans la poitrine.

Les organes digestifs fonctionnent assez bien, seulement il existe un peu de constipation. La menstruation est irrégulière et manque quelquefois; elle est alors remplacée par une exaspération de la laryngite qui paraît prendre une marche plus aiguë. Froid aux pieds habituel.

Prescription: 3 verres d'eau minérale à boire le matin à jeun, un verre le soir: augmenter graduellement d'un demi-verre par jour; demi-bain d'un quart d'heure à 38° centigrades le matin à jeun; application, sur le cou, d'un morceau de flanelle humectée avec l'eau minérale; petite promenade le matin et le soir, pendant qu'on boira les eaux.

27 juillet: L'état du larynx s'est légèrement aggravé, la malade ne peut plus parler qu'à voix basse. Néanmoins la toux est moins fréquente et les extrémités inférieures paraissent avoir moins de disposition à se refroidir. Effet laxatif des eaux.

Même prescription que ci-dessus.

Seulement on s'en tiendra à 8 verres d'eau minérale par jour.

Le 30 juillet: Les règles paraissent; les demi-bains sont suspendus momentanément; la voix tend à reprendre son timbre naturel.

La sœur X.... accuse une démangeaison très vive, surtout pendant la nuit; tout le corps est couvert de larges plaques rougeâtres isolées, résultant de l'usage des eaux et qui ont persisté jusqu'au départ de la malade. Les eaux continuent à produire de 3 à 4 selles par jour. Malgré tout cela, l'embonpoint paraît s'être augmenté et les forces reviennent d'un jour à l'autre.

La sœur X.... quitte l'établissement le 11 août, guérie de son affection du gosier et dans un état de santé tel qu'elle ne se souvenait pas avoir jamais été aussi bien portante. N'ayant eu aucune nouvelle de cette malade, nous n'avons pu savoir si la guérison s'est maintenue jusqu'à aujourd'hui.

Dans les deux cas dont nous venons de rapporter l'histoire, l'action du traitement minéral a paru se porter sur les organes de la phonation. Il y a eu d'abord aggravation légère du mal, et puis, au contraire, sédation marquée des principaux symptômes.

Les eaux minérales ont agi évidemment en modifiant la vitalité des tissus malades, en provoquant une inflammation substitutive *sui generis* qui a bientôt pris une marche décroissante et entraîné avec elle l'état morbide existant primitivement.

Dans les affections plus graves du larynx, dans la laryngite ulcéreuse, par exemple, les eaux d'Euzet ont-elles un effet aussi marqué, aussi prompt?

M. le docteur Perrin a cité, mais sans aucun détail, un cas de guérison de ce genre de maladie. Je copie textuellement ses notes :

OBSERVATION III.

M. L...., négociant à Bordeaux, après avoir fait en vain usage de plusieurs sources des Pyrénées, entre autres des

Eaux-Bonnes et des eaux de Cauteret, pour se débarrasser d'une aphonie complète qui lui durait depuis plus de cinq ans, vint, pour la première fois, à Euzet en 1850, espérant, d'après ce qu'il avait entendu dire de ces eaux, se guérir de sa vieille maladie. Cet état d'aphonie s'accompagnait d'une sorte de toux sèche, gutturale et provoquant l'expulsion de quelques rares crachats purulents. Après 25 jours de traitement, s'étant trouvé beaucoup mieux, il promit de revenir en 1851. L'amélioration se maintint pendant toute l'année et devint encore plus sensible après la seconde saison. En 1853, il revint pour la troisième fois et se débarrassa définitivement de son aphonie et de la toux qui l'accompagnait. *(Extrait des notes du docteur Perrin.)*

Je n'ai point été aussi heureux, et dans le seul cas de ce genre que j'ai observé à Euzet, j'ai eu malheureusement à constater une aggravation sensible.

OBSERVATION IV.

Le nommé G..., menuisier, âgé de 27 ans, d'une constitution aujourd'hui débilitée, autrefois fort et robuste, fait remonter à 2 ans et demi l'invasion de sa maladie. A la suite d'excès alcooliques fréquents et d'abus de tabac, il fut pris d'enrouement et se plaignit d'une douleur peu sensible fixée à la région inférieure du larynx. Cette douleur était exaspérée par la parole et par une sorte de toux spasmodique sans expectoration et qui, au dire du malade, ne partait que du gosier. Plus tard l'enrouement devint plus considérable, et quelquefois même il y avait aphonie complète. La toux devint en même temps plus fréquente, plus pénible et s'accompagna de quelques rares crachats péniblement arrachés. Depuis quelques mois étaient survenus quelques accès de suffocation qui, disait-il, mettaient sa vie en danger.

État actuel, 23 juillet 1857 : G.... est dans un état d'amaigrissement considérable, la face est rouge-violacé, vultueuse et comme bouffie ; les vaisseaux capilaires, gorgés de sang, se dessinent à travers le peau du visage, les yeux sont injectés et à fleur de tête.

Le malade accuse une douleur fixe à la région inférieure du larynx ; la voix est à peine perceptible, la respiration est gênée, la toux est pénible et sifflante, assez analogue à celle du croup ; l'expectoration est rare et difficile, les crachats sont purulents, épais, colloïdes.

Pouls régulier, large, développé mais peu résistant : 90 pulsations ; quelques *râles muqueux* disséminés dans la poitrine.

Les organes digestifs paraissent fonctionner assez bien ; seulement, G.... s'étant aperçu qu'après son repas du soir, la toux devenait plus fréquente, plus pénible et la respiration moins libre, et craignant quelque accès de suffocation, ne prenait depuis quelque temps qu'une soupe légère à son dernier repas. Malgré cette précaution, les symptômes s'aggravaient tous les soirs, et il avait des exacerbations qui duraient, pour ainsi dire, toute la nuit et ne se calmaient que le matin au lever du soleil.

Prescription : Un verre d'eau minérale à prendre en trois heures à doses très fractionnées ; pédiluve minéral de demi-heure à 35-38° centigrades.

Le 30 juillet, survient vers le soir un accès de suffocation qui se reproduit le lendemain 31, avec plus d'intensité. En effet, le malade est assis sur son lit respirant péniblement, l'œil en feu, la face violacée et demandant constamment de l'air; quelquefois il est pris d'une toux sèche, convulsive et sifflante, et expectore à grand'peine des crachats colloïdes purulents, d'un blanc grisâtre et d'une odeur fétide; pouls petit, dépressible, 110 pulsations.

Prescription : Sinapismes aux jambes et aux poignets ; boissons tièdes; sirops de gomme et d'opium.

Vers les 2 heures du matin tout rentre dans l'ordre; seulement l'aphonie est complète. Le malade peut, le 1er août, reprendre l'usage de l'eau minérale. Mais le soir, même accès de suffocation se prolongeant plus longtemps que la veille.

Le 2 août au soir, il y eut un troisième accès, et craignant une aggravation plus considérable, je me décidai à congédier G..... Je n'ai plus eu de nouvelles de ce malade que la mort pouvait seule délivrer de ses horribles souffrances.

Dans ce dernier cas, nous avions affaire à une carie des cartilages laryngiens et à laquelle l'usage des eaux, par suite de l'irritation particulière qu'elles développent sur le larynx, peut avoir donné une marche aiguë. L'eau minérale aurait dû peut-être être suspendue dès les premiers symptômes d'aggravation.

Il est à présumer que dans des cas analogues, mais moins avancés, nous obtiendrons souvent un soulagement marquée, surtout en nous aidant de l'appareil d'inhalation que nous allons faire établir pour faire respirer les vapeurs bitumineuses.

2° CATARRHE CHRONIQUE.

OBSERVATION V.

M. F.... de N...., âgé de 40 ans, d'une bonne constitution, d'un tempérament lymphatique-sanguin, fut pris, il y a trois ans d'un rhume opiniâtre qui lui dura à peu près tout l'hiver.

Pendant l'été, le rhume sembla disparaître, et le malade se croyait guéri, lorsqu'au commencement de l'hiver 1854-55 les symptômes du catarrhe se reproduisirent avec une nouvelle intensité, se continuèrent à un moindre degré pendant tout l'été de 1855, et s'exaspérèrent de nouveau à l'entrée de l'hiver. A son arrivée aux eaux, le 12 août 1856, le mal ne l'avait, par conséquent, pas quitté depuis deux ans.

État actuel: L'état général du malade est bon; toutes les fonctions paraissent conserver leur intégrité. F.... se plaint seulement d'une toux assez rare du reste, mais plus fréquente le matin et provoquant la sortie de quelques crachats muqueux, surtout à l'heure du lever, moment où l'expectoration est plus abondante.

Auscultation: Bruit respiratoire normal, quelques râles muqueux à grosses bulles disseminés à la partie supérieure des deux poumons (région sous-claviculaire).

Prescription: 5 verres d'eau minérale le matin, 2 verres le soir, en augmentant graduellement de un verre chaque jour.

20 août: Le malade n'a ressenti du côté du gosier qu'un léger sentiment de chaleur qui lui faisait éprouver comme un besoin de boire. Pendant les premiers jours, l'eau minérale l'altérait, suivant sa propre expression. Les crises s'étaient opérées chez lui par les selles, par les urines et par la sueur.

La toux était devenue moins fréquente et l'expectoration plus facile et moins abondante. Malgré cette amélioration, le malade a voulu quitter l'établissement 8 jours après son arrivée. J'ai eu l'occasion de revoir F. . . . . en avril 1857; il m'a assuré que sa maladie avait disparu d'elle-même une quinzaine de jours après son départ des eaux, et que depuis cette époque il ne s'était plus enrhumé.

OBSERVATION VI.

Mme D. . . . . d'O. . . . . , âgée de 70 ans, d'une bonne constitution, d'un tempérament lymphatique-bilieux, arrive à Euzet le 30 juillet 1857. Elle a été prise l'hiver dernier d'une toux opiniâtre et très grasse, s'accompagnant de l'expectoration de crachats incolores, filants et d'une abondance extrême, mais très difficiles à arracher; depuis cette époque la marche occasionne un peu d'essoufflement.

Auscultation: Râles muqueux et sibilants dans toute la partie supérieure de la poitrine. Le bruit vésiculaire se perçoit bien partout.

Les digestions sont devenues pénibles et occasionnent un peu de céphalalgie; dégoût très prononcé pour les aliments, langue saburrale. Point de trouble dans la circulation.

P r e s c r i p t i o n : 3 verres d'eau minérale à doses fractionnées, à prendre en trois heures le matin à jeun. Exercice modéré en prenant les eaux.

Les premiers jours, un peu d'ardeur au gosier, sommeil agité et pénible, deux selles semi-liquides par jour. Les urines deviennent d'abord sédimenteuses et briquetées ; mais dès le 5 août, la plupart de ces phénomènes d'excitation ont disparu : la toux est devenue plus rare et l'expectoration plus facile, les urines sont claires et abondantes, la marche n'occasionne plus d'essoufflement, et le sommeil est calme et réparateur.

Le traitement est continué jusqu'au 20 août, jour du départ de la malade, et à cette époque on n'entend plus dans la poitrine que quelques râles muqueux à grosses bulles qui dénotent une amélioration sensible du mal.

Comme il s'agissait d'une femme déjà âgée, je redoutais pour elle une guérison complète, et je n'insistai point pour la retenir quelques jours de plus : du reste, l'amélioration obtenue par l'usage des eaux s'est maintenue jusqu'à ce jour.

Diminution de la toux, facilité plus grande dans l'expectoration, désobstruction des bronches, tels sont les effets obtenus par l'administration de l'eau minérale en boisson. Ces effets seraient encore plus rapides et plus complets à l'aide des inhalations de bitume et d'un traitement révulsif approprié, tels que pédiluves chauds, demi-bains chauds, douches chaudes sur les extrémités inférieures, etc.

C'est surtout comme moyen prophylactique que les eaux d'E u z e t paraissent réussir dans les catarrhes chroniques. Ainsi, pendant ces deux dernières années, j'ai eu l'occasion de voir plus de vingt baigneurs venant faire usage des eaux pour des maladies des organes respiratoires ne survenant chez eux que l'hiver; un d'entre eux y faisait, en 1857, sa cinquième saison, un, sa troisième, et sept y revenaient pour la seconde fois. Tous m'ont assuré que depuis leur premier traitement minéral, ils n'avaient plus eu aucune atteinte de leur ancienne maladie.

J'ai pu observer par moi-même cette précieuse qualité que possèdent les eaux d'Euzet. En 1856, j'envoyai à Euzet une jeune fille de 6 ans, ayant eu, en quatre années, cinq broncho-pneumonies très graves. J'avais envain conseillé l'usage habituel de l'huile de foie de morue, et un régime tonique et anti-lymphatique approprié à la constitution de l'enfant; je n'étais pas parvenu à arrêter les mouvements fluxionnaires qui s'effectuaient vers les organes pulmonaires. Quinze jours de l'usage méthodique des eaux d'Euzet ont suffi pour arrêter le mal et l'empêcher de se reproduire jusqu'à aujourd'hui (janvier 1858): le traitement minéral avait été fait en août 1856.

3° PNEUMONIE CHRONIQUE.

Pendant ces deux dernières années, nous n'avons eu qu'un seul malade atteint de pneumonie chronique; il est resté huit jours à l'établissement, aussi, malgré l'effet reconstitutif manifeste qu'il paraissait avoir éprouvé de l'usage des eaux, je ne citerai pas cette observation trop incomplète pour figurer ici. Obtiendrions-nous des guérisons ou des améliorations notables dans ce genre de maladie, comme dans les autres affections catarrhales chroniques de la poitrine? Tout porte à le croire ; et nous pouvons *à priori* conclure à l'efficacité des eaux dans la pneumonie chronique.

4° ASTHME.

L'asthme essentiel est, dit-on, avantageusement modifié à Euzet. M. le docteur Perrin m'a souvent cité un cas remarquable de guérison de cette maladie. Il s'agissait d'un machiniste travaillant depuis longtemps dans les ateliers de M. Oct. Troupel à Nimes, et ayant régulièrement tous les mois un accès d'asthme plus ou moins violent, qui vit disparaître son affection après 25 jours de traitement. De retour dans ses foyers, il fit usage pendant trois mois des eaux d'Euzet en boisson, à la dose de deux verres tous les matins, à jeun.

Je n'ai vu par moi-même aucun cas d'asthme idiopathique, et je n'ai pu observer qu'un seul cas d'asthme symptomatique d'une endocardite rhumatismale et auquel l'eau d'Euzet, prise pendant plus de trois semaines, n'a apporté aucune modification. Je dirai de l'asthme essentiel ce que j'ai déjà dit de la pneumonie chronique : l'efficacité des eaux d'Euzet dans ces espèces pathologiques me paraît ressortir de leur effet dans les catarrhes pulmonaires chroniques.

5° PHTHYSIE TUBERCULEUSE.

De toutes les maladies de la poitrine, celle que l'on remarque le plus fréquemment aux sources d'Euzet, c'est la phthysie pulmonaire.

Ainsi, en 1857, sur trois cents malades qu'il m'a été donné d'examiner, j'ai compté vingt-cinq cas de phthysie pulmonaire confirmée, à diverses phases de la maladie. C'est la forme la plus commune que revêt dans nos pays la diathèse tuburculeuse. En effet, les variations brusques de température qui surviennent en hiver, le genre même des travaux auxquels se livrent nos ouvriers (mineurs, fondeurs, lamineurs, fileuses de soie) expliquent assez bien la fréquence de cette affection. Malgré cela, comme les malades passent en général trop peu de temps à l'établissement, pour éprouver une modification sensible, je n'ai pu recueillir que trois observations à peu près complètes de phthysie pulmonaire tuberculeuse, que je vais rapporter ici pour en déduire ensuite quelques conséquences pratiques sur l'effet des eaux dans cette maladie.

OBSERVATION VII.

M. . . . . , mécanicien, âgé de 36 ans, d'une constitution délicate, d'un tempérament lymphatique-nerveux, a eu dans son enfance un engorgement indolent des ganglions du cou, qui s'est terminé par résolution; il n'accuse du reste aucune maladie antérieure grave. Il n'a jamais fait d'excès et a toujours mené une conduite régulière. Sa mère, morte vers l'âge de trente ans, a succombé à une maladie de langueur; son père est mort d'une maladie aiguë, après huit ou dix jours de souffrances.

Depuis plusieurs années, M. . . . . avait une disposition très grande à contracter des rhumes opiniâtres qui lui duraient à peu près tout l'hiver. Au mois d'août 1854, comme son rhume se prolongeait au-delà du terme ordinaire, il se décida à consulter un médecin.

On lui prescrivit successivement et sans succès de l'huile de foie de morue, du sirop de digitale, de la teinture d'iode, du sirop de phellandrium, les Eaux-Bonnes exportées et mêlées au lait d'ânesse; de plus on appliqua 4 cautères sur la poitrine, à la région sous-claviculaire. Mais rien n'y fit, et le malade eut au mois de mai 1856 une hémoptysie qui vint l'éclairer sur la gravité de sa maladie. Sur l'avis de son médecin, il partit pour Euzet où il commença son traitement minéral le 24 juin 1856.

État actuel : Amaigrissement général, teint jaunâtre et comme cuivré de la face, douleur persistante entre les épaules, sueurs nocturnes, toux fréquente, expectoration difficile, elle est jaunâtre et puriforme, respiration courte et fréquente (trente par minute); pouls, 80 pulsations.

Percussion : Matité au lobe supérieur du poumon gauche, résonnance faible à la partie supérieure du côté droit, sonorité normale du reste de la cage thoracique.

Auscultation: Côté droit de la poitrine: la respiration paraît normale à la partie inférieure, à la région supérieure le second bruit se perçoit difficilement. Il existe néanmoins quelques râles muqueux à grosses bulles. Côté gauche : râles muqueux et sous-crépitants, surtout perceptibles à la région postérieure et supérieure de la poitrine ; absence du bruit vésiculaire sous la clavicule gauche ; bruit de souffle à la région précordiale.

Les digestions sont longues et dificiles, sutout celle du soir ; dégoût prononcé pour les aliments gras; flatulence.

Prescription : 3 verres d'eau minérale le matin, 2 le soir à doses très fractionnées, visites fréquentes dans les cabinets de bains, dans les salles d'étuves, etc., pour y respirer les vapeurs qui émanent de l'eau minérale.

30 juin : La voix du malade paraît légèrement altérée ; il se plaint d'un peu de chaleur au gosier : cependant les organes contenus dans l'arrière-bouche ne dénotent aucune trace d'irritation; la toux est moins fréquente et plus grasse, l'expectoration plus facile et plus abondante, les crachats sont moins épais, moins liés et prennent le caractère muqueux. L'appétit est plus vif et les digestions plus promptes, le sommeil est calme et réparateur; pas de sueurs nocturnes, mais en revanche, dans le jour, les fonctions de la peau semblent s'être activées; la sueur a perdu son caractère visqueux. Deux à trois selles liquides par jour; néanmoins le malade se sent plus fort et plus dispos ; la poitrine n'a pas été examinée.

Prescription : De 4 à 5 verres d'eau minérale le matin, 2 verres le soir. Le reste, *ut suprà.*

4 juillet : L'amélioration continue ; la voix a repris le timbre ordinaire, la toux est beaucoup moins fréquente ; l'expectoration est franchement muqueuse. Le teint cachectique a disparu, et M..., qui a recouvré en partie ses forces et son embonpoint, espère en une guérison prochaine. Les râles ont diminué en nombre et en intensité. Le bruit vésiculaire se perçoit un peu au sommet du poumon gauche; à droite tout semble être rentré dans l'ordre.

Le 8 juillet, le malade quitte l'établissement se croyant presque guéri. Il revient le 27 juillet et reprend son traitement jusqu'au 6 août. L'amélioration a persisté, la toux est aujourd'hui presque nulle et l'état général est très bon.

Sur notre conseil, les quatre cautères qui s'étaient fermés pendant le traitement minéral, sont replacés.

OBSERVATION VIII.

M. E..... doit, par suite de sa profession, passer la moitié de ses nuits en voiture. Il est âgé de 23 ans, est d'une bonne constitution et d'un tempérament lymphatique. Il est atteint depuis cinq mois d'une toux sèche, ne s'accompagnant que d'une rare expectoration claire et mousseuse. Il se plaint de douleurs vagues entre les épaules, de sueurs nocturnes et d'une irritation légère dans l'arrière-gorge. La moindre course lui procure de l'essoufflement et des palpitations. Depuis l'invasion de ces divers symptômes, le malade accuse un amaigrissement sensible. On lui a en vain administré de l'huile de foie de morue et du lait d'ânesse : aussi se décide-t-il, le 1er août 1857, à venir faire usage des eaux d'Euzet.

État actuel : Débilitation générale, teint pâle et terreux; le thorax semble déprimé à sa partie supérieure.

Auscultation: Les deux poumons sont partout perméables à l'air, seulement le bruit vésiculaire est manifestement plus faible dans le côté droit; on y perçoit aussi quelques râles muqueux et sibilants.

Percussion: Résonnance normale à gauche; à droite, elle parait inférieure à l'état normal.

État dyspeptique des organes digestifs.

Prescription : 3 verres d'eau minérale le matin, un verre le soir à doses très fractionnées; douches chaudes sur les extrémités inférieures, régime tonique et analeptique.

8 août: Un peu d'aphonie: effet purgatif des eaux (de deux à trois selles par jour), appétit plus vif, disparition des sueurs nocturnes. Le malade se dit moins essoufflé, la toux est plus rare. Cependant l'état des poumons reste sensiblement le même.

Prescription: 5 verres d'eau minérale le matin, un verre le soir. Douches chaudes.

20 août : Effet reconstitutif des eaux très marqué; E..... a acquis un certain degré d'embonpoint. Il prend huit verres d'eau minérale par jour et en éprouve toujours des effets laxatifs.

31 août : Le malade se trouve beaucoup mieux; il est débarrassé de la toux, n'éprouve plus de douleur entre les épaules et n'a presque plus d'oppression. Il se croit guéri, et cependant les signes stéthoscopiques témoignent encore que la perméabilité du poumon droit n'est pas parfaite.

De retour chez lui, le malade a continué pendant quelques jours l'usage de l'eau en boisson (un verre chaque matin coupé avec du lait de chèvre).

Il s'agissait évidemment ici de tubercules disséminés dans tout le poumon et à l'état de crudité. La nature de l'expectoration toute séreuse et l'absence du bruit de craquement le témoignent assez. L'influence des eaux au point de vue de la lésion locale n'est pas manifeste comme dans le fait précédent; mais l'amélioration générale de la constitution, la disparition de la plupart des symptômes observés, viennent lever nos doutes au sujet de l'efficacité du traitement minéral. Aussi pouvons-nous espérer avoir, comme dans l'observation VII, arrêté l'évolution des tubercules qui commençait, comme toujours, par l'inflammation du parenchyme pulmonaire.

Le malade qui fait le sujet de l'observation suivante a été soumis à un traitement de trop courte durée pour avoir éprouvé de modification sensible dans son état, mais il nous servira à prouver que, dans le deuxième degré de la phthysie pulmonaire, les eaux d'Euzet, loin de hâter le développement morbide, semblent au contraire le modérer, et ont toujours un puissant effet reconstitutif.

OBSERVATION IX.

P...., âgé de 38 ans, propriétaire-cultivateur, d'une constitution délicate, d'un tempérament lymphatique-nerveux, fut pris, il y a 15 mois, d'une hémoptysie abondante que l'on arrêta par des moyens appropriés, mais qui lui laissa de l'oppression, une toux sèche, pénible et des douleurs dans la poitrine, vagues et sans fixité. Une deuxième hémoptysie survint en septembre 1855.

En décembre de la même année et en janvier 1856, eurent lieu deux nouveaux crachements de sang. A cette époque, la toux devint plus grasse et plus fréquente, l'expectoration changea de nature et parut être plus épaisse et plus abondante. Le 8 juin 1856, nouvelle hémoptysie très abondante.

Traitements antérieurs : Huile de foie de morue, digitaline, sirop de morphine, deux cautères à la poitrine (côté gauche à la région sous-claviculaire).

Sur le conseil de son médecin, le malade se décide à venir faire usage des eaux d'Euzet, et arrive à l'établissement le 30 juin 1856.

État actuel : Amaigrissement général, teint pâle et décoloré, rougeur des pommettes, faiblesse considérable, oppression, essoufflement, toux fréquente, expectoration muqueuse mêlée de pus.

Auscultation : Bruit respiratoire normal à la base de la poitrine ; du côté droit, à la région sous-claviculaire, le bruit vésiculaire est à peine perceptible, râles légers sous-crépitants et muqueux ; à gauche, même région, sensation manifeste de gargouillement, râles muqueux très nombreux, pectoriloquie; bruit de souffle à la région précordiale et dans les carotides.

Pouls petit, dépressible (90 pulsations). Dyspepsie muqueuse; pas de diarrhée.

Prescription : Un verre d'eau minérale le matin à doses très fractionnées ; augmenter chaque jour d'un quart de verre la quantité d'eau à boire; pédiluves de demi-heure à 35-38° centigrades.

8 juillet : Le malade se trouve mieux; il crache, dit-il, plus facilement et se sent plus fort, malgré les selles diarrhéïques que lui procurent tous les jours les eaux minérales.

L'état général paraît en effet meilleur, mais l'étal local ne s'est pas sensiblement modifié. Malgré mes instances, P. . . . . quitte l'établissement, rappelé chez lui par une affaire pressante.

Cette observation établit, comme je le disais, l'effet reconstitutif des eaux, et prouve en outre qu'on peut administrer l'eau minérale sans redouter que son action excitante produise une hémoptysie. En effet, ce cas est surtout remarquable par la fréquence des hémoptysies qui ont eu lieu depuis l'invasion de la maladie. Le sujet venait même d'avoir un crachement de sang, au moment où il est venu suivre le traitement minéral, et le jour de son départ rien ne faisait craindre une nouvelle hémorrhagie pulmonaire. Au contraire, la toux était moins fréquente, l'expectoration plus facile et la constitution meilleure. Les accidents bronchiques avaient même diminué d'intensité. Je puis, du reste, affirmer que de tous les malades atteints de phthysie pulmonaire qu'il m'a été donné de voir à Euzet, aucun n'a eu d'hémoptysie pendant son séjour à l'établissement.

En résumé, les eaux d'Euzet conviennent dans toutes les maladies de la poitrine; l'excitation qu'elles produisent paraît se concentrer du côté du larynx et nous semble être la conséquence de leur contact immédiat avec les organes contenus dans l'arrière-bouche. Pour les organes de la cavité thoracique, cette excitation est très modérée et ne présente aucun danger au point de vue des hémoptysies et des congestions actives des poumons.

Ces eaux paraissent aussi plus spécialement convenir aux constitutions nerveuses, délicates et débilitées, chez lesquelles une secousse un peu brusque occasionnerait une aggravation.

La diarrhée légère qu'elles procurent est, dans le plus grand nombre des cas, plutôt utile que nuisible; cependant, il est prudent de ne pas faire usage des eaux lorsqu'il y a diarrhée colliquative, que la fièvre hectique est allumée, et que tout fait craindre dans un avenir peu éloigné une terminaison fatale. La fièvre, loin de se modérer, acquerrait un développement plus considérable, et la maladie prendrait inévitablement une marche plus rapide.

§ II. *Maladies des organes digestifs.*

Les maladies qui affectent les organes digestifs peuvent se diviser en deux classes : les unes ont leur siége dans le tube gastro-intestinal, les autres ont leur point de départ dans les glandes abdominales, et n'atteignent que secondairement l'estomac et les intestins. Dans les premières nous classerons les diverses sortes de dyspepsies et les gastrites et gastro-entérites chroniques ; les secondes comprendront les engorgements et hypertrophies du foie.

1° MALADIES DU TUBE DIGESTIF.

Dyspepsies : Ce n'est point ici le lieu de donner une description exacte des dyspepsies, et d'en déterminer les diverses espèces. Toutes les formes de ces affections peuvent rentrer sous trois chefs principaux : dyspepsies muqueuses, dyspepsies flatulentes et dyspepsies nerveuses ou gastralgies.

La forme muqueuse est de beaucoup la plus commune ; c'est aussi la plus facilement curable par les eaux minérales. Elle atteint principalement les individus à tempérament lymphatique, à fibre molle et décolorée, qui font peu ou point d'exercice, et se livrent surtout aux travaux de cabinet. Il y a difficulté et lenteur dans les digestions, céphalalgie plus ou moins vive après les repas, bouche pâteuse, langue, large sale et souvent recouverte d'un enduit blanchâtre, retours acides, ventre mou et pâteux au toucher, constipation habituelle ou alternant avec une diarrhée séreuse. Ce genre de dyspepsie s'accompagne souvent d'un état catarrhal des bronches ou même des autres muqueuses.

Dans la dyspepsie flatulente, la production des gaz intestinaux est quelquefois très considérable; les retours sont tantôt sans odeur appréciable, tantôt acides, tantôt nidoreux. Borborygmes fréquents, obstruction abdominale plus ou moins forte.

Dans la gastralgie, la langue présente son aspect naturel, les productions gazeuses sont beaucoup moins abondantes, et dans tous les cas sans odeur; et cependant les digestions sont pénibles et très douloureuses; le malade éprouve souvent, à l'épigastre, un sentiment de brûlure ou une douleur pongitive qui dure autant que l'acte digestif; quelquefois certains aliments très indigestes sont digérés avec la plus grande facilité, tandis que d'autres, très légers et facilement assimilables, fatiguent beaucoup l'estomac. Cette forme nerveuse de la dyspepsie est souvent entretenue par l'abus que l'on a fait de certains remèdes dirigés contre elle, ou même provoquée par certains agents médicamenteux que l'on avait employés pour faire disparaître un autre état morbide.

Sans nous étendre plus longuement sur les diverses dyspepsies, nous dirons que le mode d'action des eaux d'Euzet se prête merveilleusement au traitement de ces affections, que les crises qu'elles déterminent par les selles, par les urines et par les sueurs modifient rapidement la vitalité des organes digestifs et amènent une guérison prompte et d'autant plus durable que le malade ne va pas de nouveau se soumettre aux causes qui ont produit l'état morbide.

Il est bon néanmoins de faire remarquer que les distractions, la cessation des travaux habituels, les conditions hygiéniques nouvelles où se trouvent les malades à la station thermale, contribuent aussi pour leur part à hâter la guérison.

Le tableau suivant, extrait de mes rapports officiels, donnera une idée du degré de curabilité de la dyspepsie traitée par les eaux d'Euzet.

	Nombre de dyspepsies	Malades guéris.	Malades soulagés.	Partis dans le même état.	Malades dont la guérison s'est maintenue	Récidives.	Malades dont on ignore l'état actuel.
1856.	40	25	12	3	14	2	28
1857.	41	27	13	1	2	néant.	39

Ce tableau comprend tous les cas de dyspepsie muqueuse ou flatulente et de gastralgie que j'ai eu à observer. Sur quatre-vingt-un malades, quatre seulement n'ont éprouvé aucun effet sensible; mais l'un est parti de l'établissement après 4 jours de traitement, et des trois autres, deux étaient gastralgiques et le dernier hypochondriaque.

Vingt-cinq malades ont été seulement améliorés par l'usage des eaux, mais ce sont pour la plupart des cas de gastralgie, par conséquent des maladies plus rebelles, plus difficiles à guérir. Nous croyons du reste que presque tous les malades de cette catégorie auraient été complètement guéris, s'ils avaient voulu prolonger leur traitement pendant un temps convenable.

Un mot maintenant sur le mode d'administration de l'eau minérale.

Dans la dyspepsie muqueuse, l'eau est administrée à dose purgative (8 à 12 verres) dès le premier jour, et le traitement est aidé, suivant les cas, par le simple lavage à l'eau froide sur le ventre, tous les matins en se levant, ou même par les douches froides à l'épigastre ou au ventre. D'autres fois, lorsque l'effet purgatif a de la peine à se produire, ce qui arrive très rarement, nous sommes dans l'usage de faire prendre au malade pendant les deux ou trois premiers jours, une douche ascendante tiède ou même froide, qui a pour effet immédiat de faire cesser l'obstruction abdominale et de procurer un soulagement marqué.

Dans les dyspepsies, où les productions gazeuses semblent être les symptômes dominants, nous commençons par administrer l'eau à la dose de 4 à 6 verres, et nous n'arrivons que graduellement à 10 ou 15 verres par jour.

Enfin, dans les gastralgies, nous agissons encore avec plus de précaution, et il est des cas où nous avons dû débuter par un demi-verre par jour en quatre ou cinq prises. Autant les bains paraissent inutiles dans les autres formes de dyspepsies, autant ils nous ont semblé utiles dans la forme nerveuse. Leur durée est de trois quarts d'heure à une heure, et leur température se rapproche de l'*indifférente*.

Dans ces états pathologiques divers, que nous venons de passer en revue, nous employons quelquefois l'eau minérale en boisson, pendant le repas. Alors elle facilite la digestion et semble même s'opposer à la formation des gaz intestinaux.

La durée du traitement varie suivant la nature du mal que l'on a à combattre ; elle est en moyenne d'une douzaine de jours.

Gastrites et gastro-entérites chroniques: La gastrite chronique produit en général des troubles dans la digestion, ressemblant aux accidents dyspeptiques, et n'en diffère guère que par les symptômes suivants : la langue est étroite et rouge à sa pointe, saburrale à sa base ; dès qu'une certaine quantité d'aliments est introduite dans l'estomac, il y a de la céphalalgie, l'épigastre est douloureux, et cet état se prolonge tant que dure la digestion. Dans les dyspepsies, au contraire, il arrive quelquefois que la digestion se fait plus facilement, suivant la nature des aliments ingérés.

Le régime aide puissamment à l'effet des eaux, aussi doit-on vivement le recommander aux malades. Une prudence extrême est nécessaire dans l'administration de l'eau minérale en boisson ; on doit généralement commencer par une dose qui varie d'un demi-verre à un verre. On retire de très bons effets du bain tempéré qui, au dire de certains malades, produit toujours un sentiment de bien-être général, ayant son point de départ à la région épigastrique. Pour que la guérison soit assurée, il paraît nécessaire, dans le plus grand nombre des cas, de continuer le traitement pendant une quinzaine de jours.

Hematémèse: L'hematémèse est rarement idiopathique, elle est le plus souvent le symptôme d'une maladie organique grave de l'estomac.

Cependant, dans les cas où elle ne dépend que d'une irritation hémorrhagique de la membrane muqueuse gastrique, les eaux d'Euzet paraissent avoir sur elle une influence manifeste. M. le docteur Perrin a consigné dans ses notes une observation de *melœna* que je rapporte à la fin de ce paragraphe, et qui fut rapidement guérie par le traitement minéral.

Constipation, obstructions abdominales, dyssenterie : La constipation, lorsqu'elle n'est pas due à une cause mécanique quelconque, cède rapidement à l'usage méthodique des eaux d'Euzet. On en retire de bons effets dans les altérations diverses du parenchyme des organes abdominaux, et que l'on désignait autrefois sous le nom générique d'obstructions. D'après Buchos, elles sont aussi très utiles dans la dyssenterie chronique, soit adynamique, soit inflammatoire.

Dans la constipation, nous employons concurremment avec l'eau en boisson, les douches froides appliquées alternativement sur l'abdomen et au périnée. La maladie résiste rarement plus de 4 ou 5 jours, et la guérison se maintient à la condition de continuer le traitement pendant deux ou trois septenaires.

Les diverses maladies que nous venons d'énumérer s'accommodent surtout du traitement minéral d'Euzet, ce sont celles où les eaux agissent avec le plus de rapidité et d'énergie, tout en ne provoquant aucune réaction fébrile, aucune excitation nuisible. M. Roch, dans son étude sur les eaux minérales de l'arrondissement d'Alais, les considère comme douées de propriétés tempérantes et assez analogues à celles du petit-lait ou de l'eau de poulet. Aussi doit-on les préférer aux eaux bi-carbonatées sodiques acidules, toutes les fois qu'on peut craindre que des effets un peu trop excitants n'occasionnent une aggravation fâcheuse.

2° ENGORGEMENTS ET HYPERTROPHIES DU FOIE.

D'après ce que nous avons dit, en parlant de l'action physiologique des eaux d'Euzet, elles procurent souvent des selles de nature bilieuse qui prouvent que le foie participe aussi au surcroît d'activité imprimé aux organes abdominaux.

Par conséquent, elles ne peuvent qu'être utiles dans les engorgements congestifs et dans les hypertrophies du foie.

La cure doit être, en général, plus longue que dans le cas rapporté plus bas, et où il s'agissait d'une hépatite à forme sub-aiguë. La résolution s'est opérée promptement, et la guérison était complète le dix-septième jour du traitement.

OBSERVATION X.

Une demoiselle d'Uzès, âgée d'environ 20 ans, avait depuis longtemps des dégoûts, des inappétences, des pesanteurs d'estomac, des inquiétudes, surtout dès qu'elle avait mangé : elle prit une neuvaine de cette eau, son appétit lui revint, et elle fut entièrement guérie de ses incommodités. *(Extrait du Mémoire de Sérane.)*

OBSERVATION XI.

Un monsieur de l'âge d'environ 40 ans, nommé Audemart marchand de bas à Nimes, était attaqué depuis 5 ou 6 ans de douleurs d'estomac et de tranchées de coliques; elles étaient si vives en dernier lieu que, quand il était dans le fort de ses douleurs, il ne trouvait d'autre soulagement que celui de se serrer fortement le ventre contre son métier à bas, ou de se le lier étroitement avec son mouchoir; son appétit diminuait tous les jours, il avait fort maigri. Le peu de succès d'un long usage de différents remèdes, le faisait presque désespérer du rétablissement de sa santé; cependant, ayant entendu parler avantageusement de ces eaux minérales, il résolut d'en aller boire.

Les 5 premiers jours de sa neuvaine, il vomit beaucoup de matières aigres, mêlées avec des grumeaux de sang, et en rendit aussi de semblables par le bas; il en fut si fort fatigué que ceux qui en furent les témoins, croyaient qu'il allait rendre le dernier soupir. Les deux jours suivants il ne vomit plus, mais il rendit par la voie des selles beaucoup de matières verdâtres, sans aucun mélange de sang. Ce fut alors qu'il me consulta pour savoir s'il devait continuer de boire des eaux ou se retirer chez lui. Je lui conseillai, non-seulement d'achever la neuvaine qui allait finir, mais encore d'en recommencer une autre : il le fit. J'ai appris depuis ce temps là qu'il jouissait d'une santé parfaite. *(Extrait du Mémoire de Sérane.)*

OBSERVATION XII.

M. B. . . . , propriétaire à Val. . . . , âgé de 40 ans, d'une bonne constitution et d'un tempérament nerveux, est arrivé à Euzet le 28 juillet 1852. Il est atteint de gastralgie depuis environ 5 ans, les digestions sont longues et douloureuses, la constipation est opiniâtre. Le malade est triste et mélancolique, peu sociable; il est persuadé que les eaux d'Euzet n'auront pas plus d'action sur sa maladie que les autres remèdes qu'il a employés. Sous l'influence du traitement minéral, les digestions sont devenues plus faciles, les souffrances ont disparu et M. B. . . a quitté l'établissement 12 jours après son arrivée, en parfaite santé et complètement débarrassé des idées noires qui l'obsédaient sans cesse. *(Extrait des notes de M. le docteur Perrin.)*

OBSERVATION XIII.

M. D. . . . , cultivateur de P. . . . . . . (Gard), âgé de 39 ans, arrive à Euzet le 24 juillet 1851, pour se guérir de coliques venteuses dont il est atteint depuis longues années. Pendant son séjour, il est mis à l'usage des bains tempérés et de l'eau en boisson, à doses graduellement croissantes (4 à 12 verres), et il quitte l'établissement le 7 août complètement rétabli. *(Docteur Perrin.)*

OBSERVATION XIV.

D..... Louis, propriétaire à L...., âgé de 56 ans, arrive à Euzet le 13 août 1854. Ce malade était atteint depuis environ 8 ans d'une gastrite chronique qui s'exaspérait tous les étés et le mettait dans l'impossibilité de se livrer à aucun travail. Depuis deux ans, il était pris de temps à autre de vomissements bilieux mêlés de caillots de sang noirâtre. C'est en vain qu'on avait employé plusieurs traitements conseillés par de très habiles médecins. Mais jusqu'à ce jour, rien n'avait produit la moindre amélioration; au contraire, le mal empirait d'un jour à l'autre, et, le 27 juillet dernier, avait eu lieu un vomissement de sang plus rouge et plus abondant que d'habitude.

État actuel : Teint pâle et décoloré, anémie, conséquence des hematémèses, langue pâle recouverte d'un enduit blanchâtre à sa base, haleine fétide; la pression détermine une douleur assez vive à l'épigastre; empâtement du ventre, constipation. Le malade, depuis quelques jours, ne peut supporter que quelques cuillerées de bouillon ou de lait froid, pouls petit, dépressible : 90 pulsations.

Prescription : Un verre d'eau minérale en quatre prises.

D...., au lieu de suivre exactement ce qui lui avait été ordonné, prit dans la matinée du 14 août 4 verres d'eau minérale qui déterminèrent un vomissement très abondant de matières sanguinolentes. Depuis ce moment les digestions sont devenues plus faciles, la douleur épigastrique a disparu peu à peu, les selles déterminées par l'eau d'Euzet, d'abord noirâtres, ont pris ensuite un aspect séreux.

D. . . . a quitté l'établissement le 3 septembre, 20 jours après son arrivée, dans un état de parfaite santé. *(Docteur Perrin.)*

OBSERVATION XV.

M. P. . . . de M. . . . était atteint depuis environ 2 mois d'une jaunisse qui avait résisté à tous les moyens dirigés contre elle, lorsqu'il eut l'idée de venir le 2 juillet 1852, faire usage des eaux d'Euzet. Cet homme, âgé de 58 ans, d'un tempérament bilieux-sanguin, ne se plaint que d'un peu de pesanteur dans l'hypochondre droit et d'une légère démangeaison à la peau pendant la nuit. Teinte jaune de toute la surface cutanée et des sclérotiques; langue recouverte d'un enduit jaunâtre, digestions difficiles, constipation, urines rares et sédimenteuses; l'exercice corporel ne provoque pas de transpiration. Le foie dépasse le rebord costal d'environ 1 centimètre.

Prescription: Eau minérale en boisson à doses graduellement croissantes (de 4 à 12 verres).

Le premier jour il y eut vomissement de matières bilieuses; puis la crise s'opéra par les selles, par les sueurs et par les urines qui, d'abord fortement sédimenteuses, devinrent ensuite très limpides.

Le foie reprit promptement son volume normal, et P. . . . quitta l'établissement le dix-septième jour, complètement guéri de son ictère. *(Docteur Perrin.)*

§ III. *Scrofules.*

Les eaux d'Euzet n'ont pas, sur la maladie scrofuleuse une influence curative bien marquée. Sans contredit, elles fortifient la constitution, ralentissent la marche de la manifestation morbide, atténuent, annihilent, pour ainsi dire, pendant un temps plus ou moins long, l'élément diathésique lui-même, mais dans le plus grand nombre des cas, elles sont impuissantes à le détruire complètement.

Il est cependant certaines formes de la scrofule où elles paraissent avoir une action plus sûre et plus durable.

Nous placerons en première ligne le *carreau*. L'effet direct et marqué qu'ont ces eaux sur les organes de la cavité abdominale, explique assez bien leur influence sur l'engorgement indolent des ganglions mésentériques. Elles réussissent d'autant mieux et d'autant plus sûrement que la diathèse scrofuleuse a fait moins de ravages dans l'économie et qu'elle n'en est pour ainsi dire qu'à son début. Ces réflexions s'appliquent aussi aux maladies de la peau d'origine scrofuleuse telles que *impétigos, eczémas impetiginodes, ecthymas.* Ici les eaux ont constamment produit des modifications satisfaisantes.

Dans les cas où la scrofule se manifeste par des altérations plus ou moins profondes dans les articulations ou dans le système osseux, on ne remarque que des modifications peu appréciables dans l'état local, un peu plus sensibles dans l'état général. Pendant les premiers jours du traitement, les eaux tendent à produire un effet reconstitutif marqué, mais tout se borne à une amélioration passagère et de peu de durée.

Suivant l'âge du sujet, le genre de manifestation scrofuleuse que nous avons à combattre, en même temps que nous administrons l'eau minérale à l'intérieur et à doses assez élevées, nous ordonnons les douches froides locales ou générales, les bains de piscine dont la température ne s'élève guère au-dessus de 25° centigrades. Nous y joignons, comme moyens hygiéniques, un régime tonique, l'exercice, le grand air, l'insolation, qui souvent sont les seuls agents réellement actifs dans la médication anti-scrofuleuse.

OBSERVATION XVI.

Une pauvre femme, accompagnée de trois enfants à peine vêtus, vint à **Euzet** au mois d'août 1857, dans le seul but de demander la charité.

Elle me présenta son plus jeune enfant, petit garçon de 6 ans, qui, depuis sa naissance, avait toujours eu le ventre assez volumineux. Cependant elle s'était aperçue que depuis environ 8 mois cet organe avait acquis un développement plus considérable, et, croyant à l'existence d'une hydropisie, elle venait me demander l'autorisation de lui faire boire quelques verres d'eau minérale. J'examinai attentivement le petit malade, et je constatai chez lui les symptômes suivants : teint cachectique, amaigrissement général, regard terne et languissant, langue pâle ; tuméfaction considérable du ventre, diarrhée habituelle, les selles contiennent des aliments à moitié digérés ; pouls dépressible (90 pulsations).

Prescription : Eau minérale en boisson à doses graduellement croissantes (de 1 à 4 verres), bains de 10 à 15 minutes dans la piscine, bouillon gras, viandes rôties, d'abord en très petite quantité.

Sous l'influence de ce traitement, une amélioration notable se manifesta, les forces revinrent, le teint devint plus vif et plus animé, les digestions se régularisèrent, et la tuméfaction abdominale avait presque disparu quand le petit malade quitta l'établissement, 12 jours après son arrivée.

OBSERVATION XVII.

L......, enfant de 12 ans, d'un tempérament lymphatique, fils d'un médecin des environs, est venu à Euzet au mois de juillet 1856, pour se débarrasser d'un *impetigo figurata* dont il est atteint depuis 3 ans, et qui n'a pu céder aux divers traitements dirigés contre lui. Tous les printemps il survient à la jambe gauche une éruption de petites pustules agglomérées qui se rompent au bout de peu de jours et donnent issue à un liquide jaunâtre puriforme qui se concrète et forme, sur la partie malade, une croûte d'un jaune clair, épaisse et rugueuse.

Prescription : Bains de piscine, boue minérale sur la partie malade, eau minérale en boisson à dose purgative et graduellement croissante (3 à 6 verres).

Pendant les premiers jours du traitement, la maladie a pris une marche ascendante; l'impétigo qui n'occupait qu'une portion très limitée, s'est étendu à toute la partie postérieure de la jambe. Mais, vers le huitième jour, les croûtes se sont détachées et ont laissé à découvert une peau rouge, rugueuse et comme fendillée qui s'excoriait par le moindre frottement. Peu à peu la peau a repris son aspect normal, et quand, après 20 jours, l'enfant a quitté l'établissement, il ne portait plus aucune trace de son ancienne affection. Quoiqu'il n'y ait pas eu de récidive, ce malade est revenu en 1857, se soumettre à un nouveau traitement pour consolider sa guérison.

OBSERVATION XVIII.

E.... V.... de B.... (Gard), âgée de 7 ans, est atteinte depuis 3 ans d'une maladie pustuleuse de la peau, que l'on a essayé de modifier à l'aide de l'iodure de potassium et de l'huile de foie de morue. On se décide à la conduire aux eaux le 21 juillet 1856.

Etat actuel : Constitution délicate, tempérament lymphatique; une cicatrice de forme irrégulière et située à gauche à la région sous-maxillaire, témoigne d'une ancienne suppuration. L'éruption actuelle est caractérisée dans certains points par des élevures rougeâtres terminées en pointe, dans d'autres, par de petites tumeurs pustuleuses et ombiliquées. Quelques-unes de ces pustules ont donné issue au pus qui s'est concrété à la surface; quelques autres se sont guéries et ont donné lieu à des cicatrices qui, au dire de la mère de la malade, restent apparentes pendant assez longtemps. La maladie cutanée occupe surtout le dos et le ventre; on voit aussi quelques boutons sur la joue droite et sur la lèvre supérieure.

Prescription : Bains de piscine, eau minérale en boisson, de 2 à 6 verres graduellement.

Quinze jours de ce traitement ont suffi pour faire disparaître la maladie. Cependant, au printemps suivant, quelques boutons se sont montrés encore, mais ils n'ont pas persisté longtemps, car le 10 août 1857, il ne restait plus aucune trace d'éruption grâce à un nouveau traitement minéral de 15 jours, qui a rendu, nous le pensons du moins, la guérison durable.

§ IV. *Maladies de la peau.*

Les maladies qui peuvent affecter le système dermoïde se divisent naturellement en deux classes : 1° celles dans lesquelles la peau malade secrète un liquide particulier (maladies secrétantes) ; 2° celles dans lesquelles les productions morbides se montrent toujours à l'état solide (maladies non secrétantes).

En général, les maladies de la peau sont tenues sous la dépendance d'un élément diathésique particulier, que l'on est convenu d'appeler *herpétique*. La différence de la lésion pathologique tantôt sèche, tantôt donnant lieu à une secrétion liquide, la différence de médication que l'on est obligé d'employer dans ces deux formes de maladies cutanées, enfin le retentissement plus ou moins considérable de l'état morbide local sur l'organisme, nous forcent à reconnaître que ces affections doivent être attribuées à deux vices distincts, à deux diathèses particulières, l'une que l'on peut appeler *diathèse herpétique sèche*, l'autre, *diathèse herpétique secrétante*.

La médication sulfureuse jouit à juste titre d'une réputation de spécificité dans le traitement des maladies secrétantes de la peau. Les eaux d'Euzet qui contiennent une certaine proportion d'acide sulfhydrique libre paraitraient par conséquent convenir au traitement de ce genre d'affection. Cependant l'expérience clinique prouve qu'elles ont une influence nulle ou presque nulle dans le plus grand nombre des cas. Mes cahiers d'observations contiennent plusieurs faits d'eczémas, d'impétigos, de sycosis pustuleux à peine modifiés par l'usage des eaux. Les quelques cas de guérison de ces maladies que nous avons eu à enregistrer étaient tenus sous la dépendance d'une diathèse autre que la diathèse herpétique ou d'une affection chronique du tube digestif. C'est ainsi que nous avons vu guérir un eczéma général qui accompagnait une névralgie lombaire et sciatique, un eczéma des jambes que l'on devait attribuer à la présence de varices sur les membres inférieurs, des ecthymas, des impétigos qui s'étaient développés sur de jeunes sujets et qui étaient tenus sous la dépendance d'un tempérament lymphatique exagéré.

Les eaux d'Euzet conviennent au contraire d'une manière spéciale au traitement de la diathèse herpétique sèche. Les cas de cette catégorie, soumis à notre observation, appartiennent tous aux maladies de la peau de forme papuleuse ou de forme squammeuse. Le lichen, le prurigo, les diverses formes de psoriasis, tels sont les états pathologiques sur lesquels il nous a été possible de vérifier l'effet des eaux.

Les observations des maladies de la peau recueillies par M. le docteur Perrin confirment notre opinion; elles établissent l'action médicatrice des eaux d'Euzet dans les affections papuleuses et squammeuses. Cet honorable confrère cite aussi quelques cas d'eczémas localisés que les eaux auraient améliorés mais non pas guéris, entre autres un cas *d'eczema rubrum* de la face qui avait presque disparu après un traitement de plus d'un mois.

Nous rapportons à la fin de ce chapitre une observation d'ichthyose congénitale avantageusement modifiée par l'usage des eaux. Le malade quitta l'établissement sans aucune trace de son ancienne affection, qui cependant se reproduisit quelques mois plus tard, ainsi que nous l'avions prévu.

Enfin, nous avons eu aussi à observer une achromie ayant son siége à la face dorsale de la main et compliquée de pityriasis nigra, mais un traitement de plus de vingt jours n'a produit sur la maladie aucun changement bien appréciable.

Dans la plupart des affections cutanées, l'eau minérale est administrée en boisson à dose purgative. Les bains à une température voisine de l'*indifférente* conviennent dans les diverses formes du psoriasis, surtout quand cette maladie s'est développée sur des sujets nerveux et facilement excitables. Dans les affections prurigineuses et lichénoïdes, les bains de vapeur nous ont paru très utiles, aussi les conseillons-nous fréquemment en les alternant avec les bains de piscine. L'étuve a pour effet direct sur la peau de rétablir la transpiration, d'ouvrir les pores, d'augmenter l'activité des absorbants et, par suite, de faciliter l'absorption des principes minéraux contenus dans le bain. Le bain froid, outre l'action médicamenteuse qui lui est propre, modère l'effet hyposthénisant, conséquence nécessaire de l'étuve, prévient la faiblesse et l'énervement qui pourraient survenir chez des sujets nerveux et d'une constitution affaiblie par suite de l'usage journalier du bain de vapeur.

La diathèse herpétique, après s'être montrée sous la forme d'une maladie de la peau, se manifeste souvent par des troubles plus ou moins considérables de certains organes intérieurs. Ainsi, il n'est pas rare de voir aux eaux des malades atteints de catarrhes chroniques, d'affections gastro-intestinales diverses, et qui font remonter leurs souffrances à la disparition d'un exanthème cutané.

D'autres fois il arrive que les deux maladies, la maladie de la peau et la maladie interne, se manifestent en même temps et sont, pour ainsi dire, solidaires : de sorte que si l'on parvient à guérir l'une, l'autre disparaît aussitôt.

Que la maladie interne soit sous la dépendance de la maladie cutanée, ou que l'affection herpétique soit produite et entretenue par la souffrance des organes intérieurs, l'eau d'Euzet, s'adressant en même temps aux deux entités morbides, procure dans le plus grand nombre des cas une guérison rapide et durable.

OBSERVATION XIX.

Une demoiselle d'Uzès, de l'âge d'environ 25 ans, était attaquée depuis quelques années de *dartres miliaires* qui lui causaient en certain temps des démangeaisons insupportables ; on lui conseilla de boire ces eaux : les deux premiers jours de sa neuvaine, elle vomit des matières aigres, jaunes et verdâtres ; mais ensuite elle en rendit beaucoup par le bas, et continua de même jusqu'à la fin de sa neuvaine ; avant qu'elle l'eût finie, ses dartres s'amortirent, et bientôt après elle en fut guérie. *(Sérane, ouvrage cité.)*

OBSERVATION XX.

M. F.... de N..., âgé de 18 ans, d'un tempérament lymphatique-nerveux, est arrivé à Euzet-les-Bains le 9 août 1852, pour une dartre furfuracée ayant son siége sur le sourcil gauche et s'étendant sur le front et la paupière supérieure du même côté. Il fut mis à l'usage des bains, de l'eau en boisson et de la boue minérale en cataplasmes sur la partie malade, et, après 20 jours de traitement, il a quitté l'établissement parfaitement rétabli. *(Docteur Perrin.)*

OBSERVATION XXI.

M. C....., de St-L..... (Gard), fut atteint au bras droit par un coup de fusil chargé au menu plomb; l'accident eut lieu en décembre 1854. Les plaies qui en furent la conséquence ne présentèrent rien de particulier et se cicatrisèrent promptement. Quelques mois après, le malade s'aperçut que son bras était le siége d'une affection dartreuse occupant non seulement toute la partie atteinte par le coup de feu, mais même les régions voisines, et paraissant avoir une grande tendance à s'accroître; c'est pour se guérir de cette maladie qu'il est venu, le 17 juillet 1856, réclamer nos soins.

Etat actuel: M. C.... est âgé de 46 ans, d'une bonne constitution, d'un tempérament nerveux-sanguin, n'accusant aucune maladie antérieure grave. Tout le bras droit et une partie de l'avant-bras sont envahis par le mal qui présente une teinte rouge très uniforme; il existe entre la peau saine et la partie malade une délimitation très marquée; la peau malade est épaissie et comme lardacée, et est quelquefois le siége d'un peu d'exsudation incolore; on remarque un assez grand nombre d'écailles épidermiques très apparentes et se détachant facilement.

Prescription : Eau minérale en boisson à dose graduellement croissante (de 6 à 12 verres par jour); un bain à 32° centigrades tous les jours; douche de vapeur tous les 5 jours sur la partie malade, cataplasmes de boue minérale.

M. C.... quitte l'établissement le 5 août, presque guéri ; à peine s'il reste sur le bras malade une surface de 4 à 5 centimètres d'étendue présentant encore une teinte rouge, mais moins prononcée ; il n'y a plus ni squames, ni exsudation séreuse.

M. C.... se serait probablement complètement guéri par un traitement minéral plus prolongé.

OBSERVATION XXII.

M. A..., âgé de 58 ans, d'un tempérament sanguin, est atteint depuis longues années d'un psoriasis palmaire caractérisé par des squammes très dures et très épaisses ayant leur siége à l'extrémité des doigts : le pouce et l'index des deux mains en sont surtout affectés ; il existe des cassures très douloureuses et donnant lieu quelquefois à un écoulement de sang ; la peau est amincie et un peu rouge dans les points affectés.

Les bains et l'eau en boisson font disparaître la maladie après 20 jours de traitement (du 17 juillet au 6 août 1852).

Le mal ayant récidivé au printemps de 1854, M. A.... voulut faire usage des eaux sulfureuses d'Auzon dont il avait entendu vanter l'efficacité contre les maladies de la peau. Mais, loin de s'améliorer, son psoriasis fit de rapides progrès et le força à suspendre son traitement. Il retourna à Euzet en 1855 et fut assez heureux pour se débarrasser de son mal. La guérison s'est maintenue jusqu'à ce jour, grâce à l'usage fréquent des bains tempérés, et à l'emploi journalier du cold-cream sur la partie jadis affectée.

OBSERVATION XXIII.

M. L..., propriétaire-cultivateur à S..... (Gard), d'un tempérament lymphatique-nerveux, âgé de 28 ans, arrive à Euzet le 2 août 1857, pour se guérir, d'après ce qu'il prétend, d'une gale invétérée datant de deux ans, et que n'ont pu modifier les agents sulfureux habituellement employés contre cette maladie.

Etat actuel : Amaigrissement général; anémie, douleur constante entre les épaules; palpitations fréquentes sans maladie organique du cœur. L'éruption occupe surtout la partie postérieure du tronc, les avant-bras, les mains et le côté externe des cuisses; les boutons sont petits, peu saillants et couronnés d'une croûte sanguine; les démangeaisons sont vives, surtout la nuit, et ne se calment un peu qu'à la suite de grattages réitérés.

Prescription : Bains prolongés à 30° centigrades; eau minérale en boisson à la dose de 3 à 10 verres graduellement.

L'effet reconstitutif des eaux se manifeste promptement. Les démangeaisons sont moins vives, l'éruption paraît moins confluente. Le huitième jour du traitement, le malade prend un bain de vapeur de cinq minutes, qu'il renouvelle chaque deux jours en l'alternant avec un bain tempéré.

Quand L.... a quitté l'établissement, 18 jours après son arrivée, il ne restait plus aucune trace de la maladie cutanée.

OBSERVATION XXIV.

M. G.... de C...., âgé de 54 ans, d'un tempérament nerveux-sanguin, est atteint depuis huit ans d'une éruption papuleuse disséminée sur toute la surface du corps, mais existant principalement au ventre, aux jambes, aux avant-bras et à la commissure des doigts. Une démangeaison très vive, très incommode survient habituellement tous les soirs et force le malade à quitter son lit. Par le grattage, les papules laissent quelquefois suinter un peu de sérosité. Il existe un peu d'amaigrissement, et les fonctions digestives sont depuis près de deux ans sujettes à de fréquents dérangements.

Les eaux ont pour effet immédiat de calmer les démangeaisons et de remettre les organes digestifs. La maladie de la peau disparaît ensuite rapidement, et le malade, arrivé le 21 juillet 1857, peut quitter l'établissement le 12 août suivant, complètement guéri.

OBSERVATION XXV.

P.... Pierre, tapissier, âgé de 17 ans, d'un tempérament lymphatique, est atteint depuis 15 ans d'une maladie écailleuse de la peau, qui est toujours restée rebelle à tous les traitements dirigés contre elle. Sirop de Portal, iodure de potassium, huile de foie de morue, tels étaient les agents que l'on avait administrés à l'intérieur. Le malade avait été mis aussi à l'usage longtemps prolongé des bains de colle de poisson, et plus tard des bains sulfureux artificiels ; les améliorations obtenues par ces divers traitements avaient été peu sensibles et de peu de durée.

Voici l'aspect que présentait la maladie, lors de l'arrivée du malade à Euzet, le 20 juillet 1856. Ecailles épidermiques larges et rapprochées existant en grand nombre aux avant-bras et aux jambes, sous ces écailles on trouve la peau saine et non colorée. On remarque aux genoux et aux coudes des productions épidermiques quadrilatères et très rapprochées, et qui vont en diminuant d'épaisseur à mesure qu'on s'éloigne des articulations.

Prescription : Un bain de vapeur tous les matins, un bain de piscine (24°) tous les soirs, eau minérale en boisson à dose purgative.

P.... quitte l'établissement le 16 août, 27 jours après son arrivée, sans aucune trace de maladie.

Au printemps suivant, il y a eu récidive légère dont un nouveau traitement, fait en 1857, a eu promptement raison. N'ayant pas eu d'autres nouvelles de ce malade, nous ignorons si la guérison s'est maintenue jusqu'à ce jour. Tout porte à croire que si l'éruption doit reparaître, elle ne commencera à se manifester qu'au printemps, et, dans tous les cas, avec une intensité moindre que la dernière récidive qui, du reste, avait paru très légère.

OBSERVATION XXVI.

M. G..., propriétaire à S..., âgé de 55 ans, atteint depuis 6 ans de lumbago et de névralgie sciatique, alternant avec une éruption vésiculeuse générale, plus confluente aux avant-bras et à la face dorsale des mains, vint, le 17 août 1852, faire usage des eaux d'Euzet.

Un bain de vapeurs chaque jour et l'eau minérale en boisson (8 à 15 verres) l'ont débarrassé de ses deux maladies après 15 jours de traitement.

Ce malade ayant éprouvé un peu de douleur lombaire au printemps de 1854, est revenu faire une seconde cure au mois d'août de la même année. *(Docteur Perrin.)*

§ V. *Affections variqueuses.*

La dilatation pathologique des veines s'observe rarement dans la pratique minérale. Cependant, comme nous avons pu constater l'action curative des eaux d'Euzet dans les hémorroïdes et leur influence manifeste dans les affections variqueuses des membres inférieurs, nous avons cru devoir entrer à ce sujet dans quelques développements.

Les tumeurs hémorroïdales se développent fréquemment à la suite d'une constipation opiniâtre. Les eaux d'Euzet n'auraient-elles d'autre effet que de détruire l'obstruction abdominale, doivent nécessairement procurer le plus souvent une amélioration notable et quelquefois même la guérison de ces sortes de tumeurs sanguines.

Mais quel est leur mode d'action dans les varices des jambes? est-ce aussi en désobstruant les organes abdominaux qu'elles agissent? ou bien impriment-elles à la circulation générale une activité plus considérable qui empêche la stase veineuse? ou bien enfin ont-elles une action astrictive particulière?

Il est probable que ces trois modes se combinent, s'entr'aident et ont alors pour résultat un amendement sensible de l'état morbide local.

Nous avons observé plusieurs cas de guérison de tumeurs hémorroïdales; nous n'en rapporterons qu'un seul que nous empruntons à M. le docteur Perrin.

Quant aux observations XXVIII et XXIX, ce sont les seules que nous ayons pu recueillir sur les varices des jambes ; l'influence du traitement minéral sur l'état variqueux des membres inférieurs, s'y montre d'une manière trop manifeste pour qu'elle puisse être révoquée en doute.

OBSERVATION XXVII.

M. M..... de N..., forgeron, âgé de 55 ans, d'un tempérament sanguin, atteint d'hémorroïdes internes fluentes qui le faisaient cruellement souffrir depuis plus d'un an, s'en est débarrassé par une saison passée à Euzet, au mois de juillet 1854. Il buvait l'eau à doses purgatives de 10 à 15 verres par jour. *(Docteur Perrin.)*

OBSERVATION XXVIII.

M. C...., menuisier, âgé de 35 ans, d'un tempérament lymphatique, arrive aux eaux le 25 juillet 1856, dans le but de se débarrasser d'un catarrhe chronique qui le force tous les hivers à suspendre son travail, pendant un temps plus ou moins long; cet homme est atteint depuis plus de 8 ans de varices aux jambes, conséquence probable de sa profession. Il y a environ 5 ans, s'étant fait, d'un coup de hache, une légère blessure à la jambe gauche, il vit bientôt la solution de continuité prendre tous les caractères d'un ulcère chronique, et ce ne fut qu'après quinze mois de traitement qu'il put en obtenir la cicatrisation. Cet ulcère avait une prodigieuse tendance à récidiver et se rétablissait de temps à autre, à la suite de la cause la plus légère.

État actuel : Constitution bonne, tempérament lymphatique, les jambes sont tapissées de veines sinueuses et gonflées, d'un diamètre qui varie de 1 à 2 centimètres. On remarque sur le trajet de ces vaisseaux des nodosités nombreuses dont quelques-unes ont acquis le volume d'une noisette. Tumeurs variqueuses aux chevilles, qui rendent la marche douloureuse. Au tiers inférieur de la jambe gauche et du côté externe, on trouve une cicatrice rugueuse, oblongue, déprimée, d'un aspect rouge-grisâtre, et de 5 centimètres de largeur sur 8 de longueur. Le tissu cicatriciel est peu résistant et doit céder au moindre choc.

Prescription : Boisson à dose purgative (de 8 à 15 verres progressivement), bains d'un quart d'heure à 25° centigrades.

Le même traitement est continué jusqu'au 8 août ; à cette époque l'engorgement variqueux des jambes était sensiblement moindre, il n'y avait plus de nodosités le long des veines malades, et les tumeurs variqueuses des chevilles ne gênaient plus la marche comme par le passé ; la cicatrice de l'ulcère était devenue plus lisse, plus blanche, plus résistante, et il s'était opéré dans son tissu une rétraction sensible. Depuis lors, C.... a été forcé de reprendre sa profession, et aujourd'hui l'affection variqueuse est presque redevenue ce qu'elle était avant l'usage des eaux. Seulement l'ulcère n'a plus récidivé.

OBSERVATION XXIX.

M. D.... vint, en 1853, faire usage des eaux d'Euzet pour se guérir d'un eczéma variqueux des deux jambes. On remarquait en grand nombre de grosses veines sinueuses et présentant des renflements noueux assez analogues aux grains d'un chapelet, quelques vésicules disséminées çà et là témoignaient d'une complication eczémateuse. Tous les soirs les chevilles étaient légèrement œdématiées. Après quelques jours de l'usage des eaux en boisson et en bains, M. D.... éprouva des démangeaisons excessives au lieu même où existait l'eczéma, et il fut frappé de se voir les jambes couvertes d'une sorte d'éruption miliaire très confluente, mais qui ne donnait lieu à aucune secrétion. Malgré ce singulier phénomène, il crut devoir continuer son traitement pendant 15 jours, et partit convaincu qu'il n'en avait retiré aucun bénéfice. Arrivé à Nimes, il vit au bout de quelques jours l'éruption minérale se dissiper spontanément et ne trouva plus trace de son ancienne affection cutanée. De plus, les varices avaient diminué de volume et les chevilles ne s'engorgeaient plus.

Content de ce premier succès, M. D.... vient toutes les années passer une vingtaine de jours à l'établissement d'Euzet; mais, dès le début du traitement, l'éruption miliaire reparaît pour ne disparaître que quelques jours après avoir cessé l'usage des eaux. L'affection variqueuse est aujourd'hui à peu près insignifiante, et M. D.... a constaté tous les ans, après la saison thermale, une diminution sensible dans le volume des veines malades.

§ VI. *Rhumatismes — Ophthalmies chroniques — Maladies des organes génito-urinaires.*

Rhumatisme. — Un grand nombre de rhumatisants viennent chaque année chercher aux thermes d'Euzet un soulagement à leurs maux. Quelques-uns s'en retournent guéris, beaucoup s'en vont soulagés.

Les eaux auraient-elles contre ce genre d'affection une action spéciale? telle n'est pas notre manière de voir. Elles agissent en général de la même façon que l'eau ordinaire administrée en bains, douches, étuves, etc.

Il faut dire cependant que l'excitation légère qu'elles déterminent sur les organes digestifs, doit nécessairement exercer une action révulsive très utile contre la maladie rhumatismale; mais c'est à cela seul que se borne l'effet spécial des sources d'Euzet. Ce qui du reste tendrait à confirmer notre opinion, c'est qu'elles ne produisent de modification durable que dans les cas de rhumatisme récent à forme inflammatoire ou nerveuse.

Ophthalmies. — Depuis longtemps on a cru à une action spéciale des eaux d'Euzet dans les ophthalmies chroniques. Il est facile de voir sur quoi s'est fondée cette opinion : un grand nombre de ces affections sont tenues sous la dépendance d'une diathèse scrofuleuse ou d'une diathèse herpétique, or, comme les eaux combattent assez efficacement ces deux diathèses et que l'on a obtenu par leur usage des guérisons inespérées d'ophthalmies d'origine scrofuleuse ou herpétique, on a été naturellement conduit à penser qu'elles devaient modifier de même toutes les phlegmasies chroniques du globe oculaire ou de ses annexes.

C'est en vain que nous avons eu recours au traitement minéral dans plusieurs cas d'ophthalmie d'origine rhumatismale, variolique ou autre, tandis que, généralement, nous avons vu l'affection se modifier promptement lorsqu'elle était due à un vice herpétique ou scrofuleux. Elle n'est donc pas vraie, cette réputation de spécificité faite aux eaux d'Euzet dans les maladies des yeux; c'est à regret que nous nous voyons forcé de la détruire, mais nous le devions dans l'intérêt des malades et même dans l'intérêt bien-entendu de l'établissement dont l'inspection nous est confiée.

Des lotions fréquentes avec l'eau minérale, des cataplasmes de boue minérale sur l'œil malade pendant la nuit, employés concurremment avec l'eau en boisson à dose purgative, tels sont à peu près les seuls moyens que nous dirigeons contre les ophthalmies chroniques.

Maladies des organes genito-urinaires. — Le catarrhe chronique de la vessie et l'hématurie, sont à peu près les seules maladies de l'appareil urinaire dans lesquelles les eaux d'Euzet agissent avec une certaine efficacité. La facilité avec laquelle elles arrêtent la marche des affections diverses développées sur les muqueuses bronchique et intestinale, les propriétés spéciales dont elles paraissent jouir dans les hémorrhagies chroniques, devaient faire présumer ce que l'observation clinique a établi.

L'utérus, cet organe qui joue le principal rôle dans la pathogénie des maladies de la femme, reçoit aussi une influence bienfaisante de la médication thermale d'Euzet. Les troubles nerveux qu'il développe dans l'économie, les hémorrhagies dont il est le siége, l'état muqueux dont il est souvent affecté, tout cela rentre dans le domaine d'action des eaux dont nous esquissons l'histoire. Mais les engorgements, les ulcérations du col de la matrice ne paraissent pas être influencés directement. Ce n'est qu'en guérissant le catarrhe utérin, qu'en supprimant l'écoulement muqueux qui en est la conséquence, que les sources d'Euzet agissent indirectement sur les divers états pathologiques du col de l'utérus.

Nous nous réservons, du reste, d'examiner plus tard cette partie intéressante de la thérapeutique thermale, lorsque des observations assez nombreuses nous auront permis d'avoir à ce sujet une opinion arrêtée.

CHAPITRE VI.

RÉSUMÉ GÉNÉRAL.

Les eaux d'Euzet sont fraîches, limpides, d'une odeur et d'une saveur auxquelles on s'habitue facilement. Légères et faciles à digérer, elles peuvent être bues à des doses considérables sans occasionner d'accident. Sédatives et tempérantes en même temps que toniques et reconstitutives, elles conviennent surtout aux tempéraments nerveux et irritables, aux constitutions profondément débilitées et chez lesquelles l'excitation produite par la plupart des autres eaux minérales pourrait occasionner une aggravation funeste des symptômes morbides. Chez les sujets à tempérament sanguin, on n'a pas à redouter les phénomènes congestifs qui sont souvent la conséquence d'une vive réaction, d'une excitation trop forte.

Les états pathologiques et diathésiques qui paraissent le mieux convenir à leur emploi, sont, en les rangeant par ordre de curabilité :

1° Les maladies des organes digestifs, dyspepsies, gastro-entérites chroniques, constipation, obstructions abdominales, engorgements du foie, hépatites subaiguës ou chroniques. L'effet laxatif que produisent les eaux doit être attribué surtout aux sels de magnésie et de soude, et au bitume minéral qui entrent dans leur composition.

2° Les maladies papuleuses et squameuses de la peau, prurigo, lichen, psoriasis, etc... On sait que la plupart de ces affections se développent surtout chez des sujets à tempérament nerveux ou sanguin. Ici les eaux minérales d'Euzet doivent leurs propriétés curatives surtout à leurs principes volatils (bitume et soufre).

3° Les maladies des organes pulmonaires : angine, catarrhe chronique, asthme, phthysie tuberculeuse premier et deuxième degré. Dans ce groupe, les eaux paraissent agir en vertu d'une propriété *béchique* particulière que leur communique le bitume qu'elles contiennent.

4° Le rhumatisme chronique récent à forme nerveuse ou inflammatoire. Les eaux minérales par leurs applications externes, douches, bains, étuves, n'agissent dans ces cas qu'à la manière de l'eau ordinaire ; cependant prises à l'intérieur, elles déterminent sur le tube intestinal une révulsion douce, continue, qui nous semble avoir un certain degré d'utilité.

5° Le carreau et les formes dartreuses de la maladie scrofuleuse.

6° Certaines affections variqueuses.

7° Les maladies catarrhales et hémorrhagiques de la vessie et de l'utérus.

Dans ce résumé rapide, si nous avons donné la dernière place aux maladies des organes génito-urinaires, c'est que les observations nous manquent pour bien définir l'effet des eaux contre ces états pathologiques.

Et maintenant, si nous voulons encore mieux délimiter l'action des sources d'Euzet, nous dirons qu'elles s'adressent plus spécialement à trois éléments morbides que l'on retrouve dans beaucoup de maladies chroniques :

L'élément catarrhal ou muqueux,

L'élément nerveux,

L'élément inflammatoire.

TABLE DES MATIÈRES.

www.ingramcontent.com/pod-product-compliance
Ingram Content Group UK Ltd.
Pitfield, Milton Keynes, MK11 3LW, UK
UKHW021106200726
13857UKWH00003B/1119